JN187944

アスペルガーと愛
ASのパートナーと幸せに生きていくために

マクシーン・アストン 著
宮尾 益知 監修
テーラー幸恵 監訳
滝口のぞみ、羽田紘子、根本彩紀子 訳

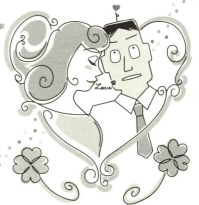

東京書籍

編集注
◎本書は、アスペルガー症候群のカップルと家族向けに書かれたものです。2013年5月のアメリカ精神医学会のDSM-5の診断基準の改訂によって、従来のアスペルガー障害（症候群）は自閉症スペクトラム障害／自閉スペクトラム症の分類に統合されるかたちになります。本書に書かれている内容は、診断基準を満たしていない自閉症スペクトラム／自閉スペクトラム症の人にも役立つことが多いと思われます。
◎また、本文の記述のなかのASは、Asperger SyndromeとAutism Spectrumのいずれの意味に受け取っていただいてもさしつかえないと思われます。
◎本書では、AS男性の認知の特性を踏まえて理解しやすいようにするために、著者が男女関係のことについて直接的な記述・表現をしているところがあり、それを訳書として尊重・維持しています。
◎同じ著者による著書の邦訳書には、『アスペルガーの男性が女性について知っておきたいこと』テーラー幸恵訳 2013 があります。

Aspergers in Love
Couple Relationships and Family Affairs
by Maxine Aston

Foreword by Gisela and Chris Slater-Walker

Copyright © 2003 by Maxine Aston
Foreword copyright © 2003 by Gisela and Chris Slater-Walker
Japanese edition copyright © 2015 by Tokyo Shoseki Co., Ltd.
This Japanese edition is published by Tokyo Shoseki Co., Ltd.
by arrangement with Jessica Kingsley Publishers Ltd., London.

No part of this book may be reproduced or transmitted in any form or
by any means, electronic or mechanical, including photocopying,
recording or by any information storage and retrieval system,
without prior written permission from the Japanese publishers.
All rights reserved.

Printed in Japan

私はあなたを見、あなたは私を見る。

私はあなたを経験し、あなたは私を経験する。

私はあなたの行動を見、あなたは私の行動を見る。

だが私には、私を経験するあなたが見えず、見えたこともなく、

これからも見えないだろう。

あなたには、あなたを経験する私を「見る」ことができないように。

The Politics of Experience and The Bird of Paradise
『経験の政治学と極楽鳥』ロナルド・D・レイン より
（英 医学者、精神科医、精神分析家）1967

謝 辞

　時間を割いてアンケートやインタビューに応じてくださり、私生活のさまざまなことについて話してくださったすべてのカップルと個人の方々に心からお礼を申し上げます。皆さんのご協力がなければ本書は生まれませんでした。この本を皆さんに捧げます。

　アスペルガー症候群の認知度の向上と当事者家族の支援という長い旅路において、かけがえのない役割を果たして来られたブレンダ・ウォール氏、カレン・ロドマン氏、ロジャー・マイヤー氏、リンダ・ニューランド氏、クリスとギーセラ・スレイター＝ウォーカー夫妻に感謝します。そしてトニー・アトウッド博士に感謝の意を表します。

　本書の執筆中、私を支え励まし、時間をかけて原稿に目を通し、意見を伝えてくださったジョン・クリストファー氏には特別にお礼を申し上げます。

　また、初稿の校正でお世話になったキャロル・ダーモン氏、戦車のことを教えてくださったデイヴィッド・ジョーンズ氏、ありがとうございました。

　マーク・フォーショウ先生には示唆に富んだお話と心に残る引用句をいただきました。お礼を申し上げます。

　私を誇りに思ってくれている母と家族にも感謝しています。

　私の3人の子どもたち、ゾーイ、ザラ、そしてウィリアム、お茶を入れてくれたり元気づける言葉をかけてくれたこと、ありがとう。

目 次

謝辞 ─── 4
日本語版まえがき ─── 宮尾益知 ─── 6
まえがき ─── ギーセラ & クリス・スレイター=ウォーカー ─── 8
用語について ─── 10

序　章 ─── 11
第1章　魅力 ─── 15
第2章　興味の一致 ─── 21
第3章　信頼 ─── 26
第4章　自己価値観 ─── 33
第5章　理解 ─── 41
第6章　自己開示 ─── 47
第7章　コミュニケーション ─── 56
第8章　AS側からみたコミュニケーション ─── 62
第9章　非言語コミュニケーション ─── 72
第10章　社交の場 ─── 77
第11章　ルーティン、決まり、境界線 ─── 92
第12章　ASの親 ─── 101
第13章　ASと性(1) ─── 116
第14章　浮気 ─── 129
第15章　ASと性(2) ─── 138
第16章　言葉の暴力とAS ─── 144
第17章　ドメスティックバイオレンスとAS ─── 150
第18章　ASと気づき ─── 158
第19章　診断 ─── 169
第20章　心身の健康とAS ─── 177
第21章　カウンセリングとAS ─── 186
第22章　女性とAS ─── 193
第23章　ASのマイナス面 ─── 201
第24章　ASのプラス面 ─── 209
まとめ ─── 213
よく受ける質問 ─── 218
　　§1　AS者からの質問　218
　　§2　定型発達のパートナーからの質問　224
　　§3　子どもたち、あるいはパートナーの親からの質問　238

参考文献── 243　索引── 244　著者・監修者・監訳者・訳者 紹介── 247

日本語版まえがき

　発達障害の認識が我が国において広まってきてから10年以上の年月がたちました。まず、健診で見つけられた子どもたちをどのように療育するかからはじまり、全国に療育センターが作られていきました。次いで、学校における子どもたちに対する対応が問題になり、教育現場での体制作り、すなわち専門家の養成と支援学級を作ることと教員のレベルアップが図られていきました。ついで、思春期、成人期の問題が取り上げられるようになり、就労支援のための組織が作られるようになりました。こうして、発達障害の子どもから大人までへの流れはまだ十分ではありませんが、作られていきました。

　私たちは、子どもたちの診療への関わりから、子どもの認知レベルから考えられ期待されるレベルよりも社会性の低い子どもたちのいることに気づきましたが、どのように考えれば良いのかが長い間の疑問でした。子どもと同様の要素をもつ父親、あるいは母親、両親に生じる夫婦の問題、実家の祖父母との関係、きょうだいの関係などさまざまな問題が子どもの行動に悪影響を及ぼしている現状が浮かび上がってきました。こうして、発達障害の家族機能の問題に行き着くことになりました。とくに数が多く印象的であったパターンは、子どもがアスペルガー症候群、父のアスペルガー的様相と母のうつ的様相、その結果としての子どもの行動の外在化でした。このことへの気づきと母からの聞き取りや経験から、ことの根幹は両親としての問題ではなく夫婦としての問題として捉える方が適切ではないかと考えるようになりました。このような考えから、父母の個別カウンセリング、夫婦の合同カウンセリング、父親に対する集団カウンセリング、母親に対する集団カウンセリングなどを継続的に行ってきました。

　こうした取り組みをしていくことで、子どもたちの問題のみを扱っていたときに比べて、明らかに子どもたちの様相が良くなってきました。そして発達障害の子どもの行動の問題を家族の観点から考える「家族療法」をある程度確立することができました。このような流れの中で、アストンさ

んの本に出会いました。この本で扱われているカップル、夫婦の問題は我々の家族療法を始めるきっかけになった家族像と全く同じでした。カップルや夫婦が欧米化しつつある今こそ必要であると思いました。

　今回は、実際の家族療法の経験が多くある私たちグループにて翻訳を行い、経験豊富なテーラー幸恵さんに整理していただきました。この本は、発達障害の子どものいる両親、漠然とした不安から夫婦としての存在感に疑問をもつ人たち、外からは見えにくい壊れそうな家庭で生きていくことを模索している人たち、そして発達障害のパートナーのいるカップルに是非読んでいただきたいと思います。

どんぐり発達クリニック　宮尾 益知

まえがき

　クリスが1977年に診断を受けたとき、私たちはまずほっとしました。しかししばらくすると、私たちのようなカップルには助けとなるものがほとんどないということに気づきました。あるアスペルガー症候群（以下AS）の子の親御さんは「手に入るものはかたっぱしから読むのよ。読んで読んで、また読み返すの」と助言してくれました。これは本当に良いアドバイスでした。当時ASに関する読み物は形式にかかわらずとにかく少なく、「かたっぱしから」読んでもすぐに尽きてしまったからです。いろいろなことがよくできて十二分に自立しているAS成人とそのパートナーが抱える難しさを扱っている本は見当たりませんでした。

　クリスと私がたくさんの誤解をくぐり抜け、自分たちで本を書こうと思うまで5年ほどかかりました。ASについて十分に理解し、コミュニケーションの問題があっても結婚生活を精一杯良いものにできたと感じられるようになるまでそれだけの年月がかかったのです。あの頃マクシーンの本があったらどんなに楽だったでしょう。幸い現在は、大人になってからASと診断された人たちに向けた本が出回っています。その一方、AS成人への専門家の支援はごく限られており、書籍の大多数は依然として親を対象にしたものです。その中にも私たちの役に立つ本はありますが、AS成人とパートナーの実際の悩みに具体的に触れたり、問題解決に向けたガイドラインをはっきり示しているものはありません。

　私たちがマクシーンと出会ったのは、クリスがASだとわかって間もない頃でした。それ以来、私たちは彼女が専門性を高め、研究の幅を広げていくのを見てきました。マクシーンはAS者とパートナーの関係を専門に扱う現在唯一のカウンセラー・研究者です。この本を書くにはぴったりの人なのです。

　ASの人たちは皆、自閉症スペクトラムの特徴である「障害の3つ組」(triad of impairments)、すなわち、社会的相互作用、コミュニケーション、想像力における弱さを抱えています。言うまでもなく、良好な人間関係を育むには相手が考えている

ことを察し、親しく自由にコミュニケーションをとる能力が欠かせません。その点を考えると、ASがなぜ結婚生活に脅威となりうるかがよくわかります。ところがパートナーとの関係で悩んでいる人たちは共通して「2人の問題を本当に理解できる人はいない」と感じています。マクシーンは本書でそれぞれのパートナーの問題を明確に挙げ、対処法も示しています。

　自閉症スペクトラムの人たちには確かに類似性がありますが、全員が同じというわけではありません。マクシーンの記述には彼女が実際に出会ったAS当事者と非AS者の多様性がはっきりと映し出されています。読者の中には、本書に記されているエピソードや性格になじみのない人がいると思います。しかしAS者と非AS者の「ミックス婚」にASが及ぼす影響について「こんなにわかっている人がいる」と安堵の溜息をつく人たちはさらに大勢いるはずです。

　2人の相性が良く、正確な診断を受け、支えてくれる家族と友だちがいるなら、「ミックス婚」は持続し双方に益をもたらすと、私はASのパートナーと暮らしてきた経験から確信しました。もちろんそうではないカップルも多いと思いますが、本書は問題をより深く知るための大きな一歩になります。孤立したような気持ちはきっと軽くなるでしょう。

　　　　　　　　　　　　　ギーセラ＆クリス・スレイター＝ウォーカー

編集注：前頁第2段落冒頭で触れているのは、この夫婦の著書 "An Asperger Marriage"（2002）のこと。

用語について

　本書のような書籍では、特にアスペルガー症候群などの呼び方に関して正式な名称を使用するのは非常にまれです。「アスペルガー症候群の人」と「アスペルガー症候群ではない人」についての言及が多い場合、全体が非常に長々としたものになってしまうからです。

　文章を簡素にして読みやすくするために、また執筆を楽にするためにも私はできるだけ略語を用いました。「アスペルガー症候群の人」は「ASの人（またはAS者）」、「アスペルガー症候群ではない人」は「ASではない人（または非AS者）」、あるいは定義上「定型発達の人（または定型発達者）」と表記しています。

　もう一点、お断りしておきたいことがあります。私が調査研究で対象としているアスペルガー症候群の人たちは大多数が男性です。一方、彼らのパートナーの女性は大半が定型発達です。そのため本書でも総じてアスペルガー症候群者は男性、定型発達者は女性を指しています。アスペルガー症候群の女性に関する記述は随所にありますが、そのつど「ASの女性」と明記しました。

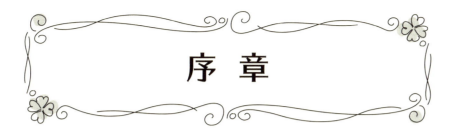

序 章

　ちょうど1年前、私はある有名なテレビ番組の司会者から電話をもらいました。番組の中でアスペルガー症候群とそれがカップルに及ぼす問題を取りあげたいとのことでした。彼は早速質問を始めました。
　「そもそもアスペルガー症候群って何ですか。精神病ですよね。薬で治るのでしょう。治療可能な病気でしょう？」
　「アスペルガー症候群は」と私は答えました。「精神病ではありません。発達障害です。薬などでは治りません」
　「ええっ、そうなんですか。フーン、興味深いですね……でもアスペルガーの人たちは愛することができないんですよね。感情がないから愛し方がわからない」
　「そんなことはありません。アスペルガーの人たちは愛することができます」と私は直ちに訂正しました。「彼らにも感情があります。ただ他の人の気持ちを読みとるのが苦手なのです。まず何がアスペルガーで何がアスペルガーではないのか、きちんと説明させてください。その上でアスペルガーの人たちと愛情についてお話します」
　同様の質問を私はこれまで数えきれないほど受けてきました。それでもなお、この症候群に関する世間の無知には驚いてしまいます。アスペルガー症候群（以下AS）の人は少なくても250人に1人はいます。ただし診断を受けていない人が多いので、実数はそれをはるかに上回ると考えられています。
　それほど大勢の人たちが未診断のまま見過ごされているという揺るぎない事実は、一般の人たちと専門家、両サイドの認識不足をはっきりと示し

ています。「外見からは判断できないものの明らかに困難をもたらすこの症候群はいったい何なのか」という問いを抱えて来る当事者に、しっかりと応じるべき専門家の中にもASの実像をよく知らない人がいます。世間の無理解もさることながら、これは重大な問題です。

前著『アスペルガーの男性が女性について知っておきたいこと』（テーラー幸恵訳、東京書籍）で私はASのパートナーと親密な関係にある人たちの経験を記しました。2人の仲を円滑にする方法を多く示したこの本は、AS男性の恋愛や結婚に関する初の自助本となりました。一方、本書ではAS当事者の経験や見解を紹介しています。その点が前著と大きく異なるところです。読者は当事者にとってASとはどういうものなのか、男女関係のどういうところが難しいのかを知るでしょう。ASならではの良い面と困ったことにつながりかねない面の両方を垣間見るはずです。さらに本書ではAS者と定型発達のパートナーの見解の比較も行いました。

これまでASの人たちは親しい関係を築かないと言われてきました。築かない人は確かにいます。しかしたいてい、その理由は関係に対する欲求がまったくないからではなく、関係を築いて維持するために必要なソーシャルスキルが弱いからです。これは自閉症とASの違いの1つです。ASの人たちのほとんどは他者との関係を求め、必要としています。自閉症では、人に対してAS者と同じような欲求はめったに見られません。代わりに物に安堵感を覚えることが多いです。

ASはコミュニケーション、社会的相互作用、想像力に困難をもたらします。ASの人たちは焦点の範囲が狭くなりがちで、特定のものごとに反復的かつ強烈な興味を抱きます。つまり友情や恋愛関係の形成に必要な資質の大半に問題があるとも言えます。関係が始まっても、やがてそれらの問題が浮上してくるのは当然なのです。ところが、そうなったときにカップルの悩みを理解し、支えとなる外部の機関や情報源は簡単には見つからないのが現状です。

本書のための調査は、異性と親しい関係を結んでいる、あるいは過去に結んだことのある41人のAS成人からの情報が基になっています。彼らの

パートナー35人から得た情報も用いています。AS成人は正式に診断を受けているか自己診断をしているかのいずれかです。中に6人の女性が含まれています。彼女たちは全員、やはりASの男性、あるいは自閉症の特性が強く表れている男性と親しい関係にありました。情報は、インタビュー、アンケート、症例研究を通して収集しました。掲載にあたって名前はすべて仮名とし、本人から許可が得られた場合を除いて個人が特定される情報は一切削除しています。

　本書はAS成人と、彼らと暮らす人の視点から書かれたものです。世の中には人間の性質の、当たり前だと思われている面で日々苦闘しているASの人たちがいます。黙ってつらい思いをしている彼らに声を与えるのが本書の役割です。私たちの世界は表裏のある言い回しや紛らわしいコミュニケーション、わけのわからない社会的要求でいっぱいです。ASの人たちは、そんな混沌としためまぐるしい世界を理解しようと、幼い頃からずっと苦労を経験しています。ASの障害は目には見えません。知性にも影響を及ぼしません。しかし他者との関係を破綻(はたん)に導くことがあります。生活を共にするパートナー、親、子どもにも影響を与えます。外部からASに対する認識と支援が得られるどうかは家族全体にかかわる一大事でもあるのです。

　本書はASにまつわる神話をぬぐい、事実を提示します。読み進めるうちに、当事者と彼らを愛する人たちの世界がきっと見えてくるでしょう。

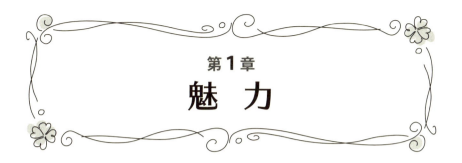

第1章
魅　力

　前著で私は定型発達の女性を引きつけるAS男性の魅力の核心部分について述べました。AS男性は「親切、おだやか、おとなしい」といった第一印象を与えることが多く、彼女たちはそこに引きつけられるようです。一方、私の調査に協力してくれた定型発達の女性はほとんどが「しっかりしている、世話好き、社交が上手」という感じの人たちでした。

　AS男性にパートナーのどこに惹かれたのかと尋ねてみると「どれだけ自分に関心を寄せているか」がバロメーターになっていることがわかりました。自分が相手から好かれ、認められ、必要とされることがAS男性には非常に重要なのです。これはASの特徴と共に自閉症との違いを考えると容易に納得できることです。

　自閉症の思春期の子どもたちは、他の子たちを自分の世界からシャットアウトします。ほとんどの場合、仲間を求めず、同年代の子どもたちからの人気や好意を得ようとはしません。ところがASの子どもたちは人気者になりたい、みんなに好かれたいと切望します。一般的に十代の子どもたちはグループに属したり、周囲に受け容れられることを強く願うものです。ASの子どもたちにもその願いはあるのですが、残念ながら人気を得るだけの社会性がありません。精一杯努力をしてもコミュニケーションスキルや社会的相互作用が弱いため、なかなかうまくいかないのです。

　あるASの若者に友だちが多いかどうか尋ねたことがあります。彼は「はい」と断言しました。

「その人たちがどうして友だちだってわかるの？」と聞くと、彼は「宿題を手伝ってほしいと頼んでくるから」と答えました。

　この若者は数学にずば抜けた才能がありました。しかし彼は他の生徒たちが成績を上げるために自分を利用しているだけだとは思いもしませんでした。その後、まったく同じ内容のレポートが3つ提出されたことが判明して彼は初めて事実に気がつきました。

　相手が自分に本当に親しみを抱いているのか、あるいは冷笑しているのかがよくわからないのは、顔の微妙な表情や身体言語を読み取る力の弱さにも原因があります。別な十代の男性は、自分に笑顔を見せる女性がいれば、近づいて夜の予定を聞くと言っていました。自己紹介をし合って関係を築く前に、とにかくそう聞いてしまうのです。もちろん女性からは率直に断られますが、彼はそれでもまた同じことを繰り返していました。この問題が続く背景には「好かれたい、受け容れられたい」という切実な願いがあるのですが、わかってもらえず、誤解されてばかりです。ASの若者にとってこれは珍しいことではありません。だからこそ教師や専門家がASならではの困難についてよく知っておくことが大切なのです。

　大人になってもAS男性の中には好意と受容を強く求める気持ちが存在します。そんなAS男性に魅力を感じた定型発達の女性は、たいてい自分から働きかけます。気があることをはっきりと示す人もいます。単に微笑みかけたり、好意をかもしだす話をする程度でも「この女性は将来パートナーになるかもしれない」、「僕の世界に合うかもしれない」とAS男性に思わせる言動があるかないかで2人の関係の進み具合は大きく変わっていきます。AS男性は自分を好きになる女性に魅力を感じることが多いのです。

　ASの人たちは性的な魅力よりも身体的な魅力を重んじ、相手の容姿の具体的な特徴に興味をもつようです。私の調査研究では、髪の毛と目が注目点のトップでした。狭い部分に焦点をあてるので、相手の全体像よりも、顔や身体の特定の部位に魅力を感じるのでしょう。性的な魅力についてはめったに言及されませんでした。理想の女性の条件でも上位には入っ

ていません。「胸」と「下半身」を挙げた男性がそれぞれ1人ずついた程度です。「脚」には目もくれないようでした。AS男性と出会ったとき「紳士的で、付き合う目的は性的なことではないようだ」と好印象を抱いた定型発達の女性が多いのもこれでうなずけます。自分には性的な魅力しかないと思わせるような男性と付き合ってきた女性にとって、その印象はとりわけ素敵で新鮮に映るはずです。おだやかで気が利く男性と一緒にいるのはこんなに安らかで心地良いものかと思うでしょう。彼の態度から「私のことを尊重してくれている」と感じることが多いでしょう。ところが実際は尊重しているというより、性的な関係を第一に考えていないからそう見えるのです。むしろAS男性の関心は「彼女はどれだけ僕の世界に適応するか」、「僕と釣り合いの取れる教養があるか」という点に向けられます。

　ASは高度な感覚認知をもたらすことがあり、例えば光、特定の匂いや布地などの外的刺激に対して非常に敏感に反応する人がいます。ある男性は女性がつけている香水を一瞬にして嗅ぎ分けることができました。彼の嗅覚と匂いに関する記憶力は驚異的でした。香りの好みもはっきりしているのでパートナーがつける香水がそれに合っているかどうかは彼にとって一大事です。彼は付き合ってまだ間もないうちにあらかじめ相手の女性に香水と入浴剤を贈っていました。彼女は「気前がよい人」と解釈しましたが、彼は自分のニーズを満たしたい一心だったのです。彼を喜ばせたくて彼女がその香水をつけるのは十中八九確かでした。ただし、この男性は他の人の体の匂いについても感じたことをそのまま口にします。ある日のデートで彼は相手の女性に「体臭がする」と言ってしまいました。2人の関係がそこで終わったのは言うまでもありません。

　好き嫌いは徹底していることがあります。髪の長い女性が好きなAS男性がショートヘアの女性に魅力を感じることはほぼないと言えるでしょう。付き合う相手が好みの基準を十分に満たしていなければ「理想のパートナー」という型に当てはめようとするかもしれません。「女らしさ」と聞いてAS男性が思い描くのは、おそらく母親やテレビで見かける特定の女性など非常に限られたイメージです。例えば理想の「女らしい人」が長い爪を

しているなら、パートナーにも爪を伸ばしてマニキュアをするよう積極的に勧めるでしょう。彼女が爪の手入れをしたらほめたり、「前に付き合っていた女性はきれいな爪をしていた」などと言うかもしれません。期待に添わないとあからさまに失望を表し、非難して傷つけるような言葉をぶつけるかもしれません。

　あるAS男性はストッキングをはいたパートナーが好きでした。しかし彼女にとってストッキングはいつも快適なものではありません。犬の散歩に公園へ出かけるとき、彼女はストッキングをはくのを拒否しました。彼はひどく落胆して、彼女の行動をあたかも個人的な攻撃であるかのように責めました。ストッキングをはかなかった理由は単に実用的なことで、悪意があったわけではないということが彼には理解できなかったのです。

　AS男性の多くが過去に他の人たちから拒絶されたり、いじめられた経験をもっています。そのため理想の結婚相手あるいはパートナーの基準を満たしている女性に出会うと何としてでも良い印象を与え、彼女を喜ばせようとします。彼女だけに関心を注ぎ、かけがえのない素晴らしい存在だと思わせます。大勢の女性がこの求愛期は「幸福で特別なときだった」と語っています。しかしいざ関係が始まるとこの時期は唐突に終わりを迎えます。定型発達の女性たちは幻想から覚めたような気持ちになり、どうして彼の本当の性格を見抜けなかったのかと思います。

　ところがそう思うのは相手の女性だけではありません。AS男性自身も同じような気持ちになるようです。「僕のことを好きみたいだったのに」、「楽しそうな人に見えたのに」、「優しそうだったのに」という表現がよく聞かれます。つまり２人とも相手に対して「見込み違いだった」と思うのです。互いにまるでだまされたかのように感じていると怒りがこみ上げてきます。相手を喜ばせたいとは思わなくなります。そうなると双方に破壊的とも言える影響が及びます。定型発達のパートナーがなぜ以前とは違う態度をとるようになったか説明しようとしても、ASの彼は真意をなかなか理解しません。彼から深い関心と思いやりを注がれていた時期、彼女は嬉しくて彼を喜ばせたいと思っていたのに、付き合いが定着していくと突然

彼は2人の関係を維持する努力をぴたりと止めてしまった。その結果彼女はつらくなり、それが態度に出てしまった、ということがAS男性にはわからないかもしれません。

　これはASの想像的思考の弱さによるものです。自分のふるまいがどのような結果を導くことになるかのかがわかりにくいのです。自分の行動とパートナーの反応に関連性があるとは思わないでしょう。付き合い始めた頃のように愛情と関心を表すなら、彼女もまた同じように愛を返してくれることに気づかないのです。

　相手の魅力についてはASの女性もAS男性とよく似た見方をしています。外見では体の特定の部分、中でもやはり髪の毛と目に魅力を感じています。男性がかもしだす権威や大人の雰囲気、父親のような姿に惹かれると語ったAS女性もいます。彼女たちのパートナーは全員、年上でした。かなり年の離れていた人も複数いました。相手との年齢差はAS男性にも見られます。彼らの多くが年上の女性と関係を結んでいます。

　魅力を感じるかどうかは相手が自分をどれだけ好きかにかかっているというところもAS女性とAS男性の類似点です。ある女性は「出会った頃、彼を好きだと思ったことは一度もなかった」ときっぱりと言いました。彼女は相手が夢中になってしつこかったという理由で結婚していました。「友だちとして親切にしただけなのに彼は自分に気があると誤解したのです。実際はまるで違っていたのに」と彼女は言っていました。

　まとめると、AS男性はまず自分に好意を示し、受け入れてくれるような女性に魅力を感じます。外見では目などの部分に惹かれ、性的な魅力だけにとらわれることはありません。

　2人の関係の進展において次に重要なのは相手が自分と同じようなことに興味を抱いているかどうかです。

キーポイント

- □ AS男性は自分に魅力を感じる女性に惹かれることが多い。
- □ AS男性が定型発達のパートナーの身体的な魅力として最も頻繁に挙げるのは「髪の毛」と「目」である。
- □ 匂いや布地の肌触りに敏感なAS男性がいる。
- □ AS男性の好き嫌いは非常に激しいことがある。
- □ 交際初期、AS男性は相手が特別で幸せだと思うようにあらゆる努力を払うかもしれない。
- □ しかしその後、AS男性もパートナーの女性も「見込み違いだった」と感じることがある。
- □ パートナーに惹かれた理由についてAS男性、AS女性共に同じような点を挙げている。

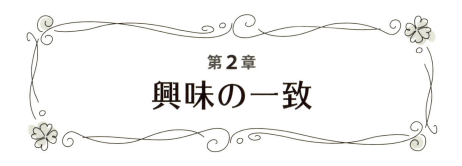

第2章
興味の一致

　特別な興味はASの大きな特徴の1つです。パートナー選びに興味の一致が大きく関わっているのは当然と言えるでしょう。ここで挙げる興味の一致とは活動や趣味に留まりません。信念、規範、物事に対する姿勢も含まれます。

　音楽が好きかどうかは非常に重要視されます。共通の関心事として最も頻繁に挙げられるのも音楽です。私の調査では、音楽を聴く楽しみだけではなく、音楽の素質や能力も共通の関心事になっており、カップルで同じジャンルの音楽を好む率は非常に高いという結果が出ています。音楽は大きな気分転換になり、いっときだけでも私たちを日々のストレスから解放してくれます。セラピーのような効果をもたらし、心全体がすっぽりと音楽に同化してしまうこともあります。AS成人の多くにとって音楽はとても大切な役割を果たしているようです。カップルで音楽を鑑賞すると、会話をしなくてよいというメリットもあります。音楽とは聴くものであり、話すものではありません。つまりASの人たちにはほっと一息つけるものなのです。不安が高まっているときには気を紛らわすのにも便利です。

　音楽好きはAS者によく見られる高度な感受性と関連しているかもしれません。世の中にはリラックスできる音がある一方で、ストレスやフラストレーションを起こす音もあります。ASの人たちが特定の音やピッチに過敏に反応するのもストレスを感じるからでしょう。ピッチの高い音や声はASの子どもや大人にとってチョークで黒板をひっかくような不快な音に聞こえる

ことがあります。あるAS男性は近所の住人に、もし犬を鳴きやませることができなければ、自分が犬を黙らせる行動に出ると言って脅していました。その犬の鳴き声は非常にハイピッチで、彼は深刻なストレスと不安にさいなまされていました。

　音楽の次に多いのは観劇です。演劇も現実や日常生活のストレスから逃れさせてくれます。観劇は「人間ウォッチング」の機会にもなります。他の人たちが場面に応じてどのように振る舞うのかを知ることができます。社会的なかかわりが難しいAS者の多くは、他の人たちを観察することで状況にふさわしい言動を学びます。観察の場は実生活、テレビ、映画、演劇などさまざまです。観察後、習慣や表現、ときにはアクセントまでも取り入れることが珍しくありません。劇場では私語を慎まなければならないので、話をしなくてもよいというおまけもついてきます。

　趣味として多いのは音楽、オペラ、美術、演劇などの芸術ですが、外食やテイクアウトを共通の楽しみと見なしているカップルもいます。

　歴史も人気があります。興味の対象は王族や皇室、特定の時代、歴史的な建造物や建築様式などです。あるAS男性は自分とパートナーがいかに18世紀の建築に関心があるかを熱く語ってくれました。仕事が休みの日や週末には一緒に歴史的な建造物を見て回ることにしているそうです。

　一方、スポーツを共通の趣味としているカップルは多くありませんでした。ウォーキングを挙げたカップルは2組いました。動物好き、特にネコ好きのカップルは6組いました。ネコは単独で行動することが多い動物です。餌以外に人間に頼ることはあまりありません。愛情を示しますが控えめです。ネコの性質にはAS者が選びたいと思わせる何かがあるのかもしれません。あるAS男性は人生で唯一本当に愛して、心が通じると感じるのは自分のネコだけだと言っていました。

　信念や信仰が同じであることもパートナーの選択では重視されています。スピリチュアルな面での信念の一致は特に大切だと考えられています。パートナーと宗教が同じであることを語ったAS男性は多く、そのほとんどが信仰を守ることを最も優先していました。宗教はルールがはっきりとし

ており、儀式的です。たいていの宗教では、すべきこととすべきでないことが明らかで、例外はほぼ、あるいはまったくありません。方向がわかりやすく楽に従えるのでASの人たちにはたいへん心地よく感じられます。信仰心の深い人は正直で誠実なはずだという思いには安心感も伴います。パートナーが基本的に同じ信仰をもっているなら、2人の関係の安全性がより保障され、リスクは減るだろうと考えるのです。相手の道徳的な基盤や信頼性についてあれこれ推測する必要も少なくなります。

　AS男性が選ぶ女性はたいてい、非常にしっかりとした価値観、道徳観、信仰を備えているようです。自分の信念に忠実で2人の関係に対しても誠実です。もちろん信仰のある人たちばかりとは限りません。調査では、互いに無神論者であることに惹かれ合ったカップルが1組いました。彼らの関係では「信じていないこと」が大きなポイントになっていました。

　また、私が出会ったAS男性のおよそ半数がユーモアのセンスを重んじていました。その中の1人は、相手が自分の冗談に笑ったことに魅力を感じたと言っています。この点にもAS男性によく見られる子どもっぽさや少年のような性質が表れています。ASの人たちのユーモアはアプローチの面でかなり未熟なことがあります。一度受けると、同じジョークをしつこく繰り返してしまうのです。一度きりだから面白いということに気づきません。カップルとして関係を保つには定型発達のパートナーのユーモアセンスが欠かせないでしょう。恥ずかしい状況に陥ったときにも笑える部分を見つけられたから険悪なムードにならずに済んだということはきっと何度もあるはずです。

　その他、政治観や倫理観の一致が挙がっていました。家族を作りたいという願いも重視されています。彼らのパートナーも家庭生活が与える役割や安全性を求めていました。

　調査ではAS女性にも同様の傾向があり、音楽、観劇、信仰が大切な要素となっていました。知的なレベルが同じ人、話の合う人を求める女性もいました。彼女たちはAS男性よりもパートナーの過ちに気づきやすく、相手に期待することがすべて叶うわけではないと知っているようでした。

これは男女の育ちの違いによるものでしょう。今の時代でも、一般的に女の子は男の子の行動を大目に見るように育てられています。例えば、男の子は女の子よりも自由が与えられ、許容範囲が広く、行動が乱暴だったり言葉がぶしつけでも、たいてい女の子ほどとがめられません。

　AS男性は一緒に何かをしてくれる女性を望みますが、自分が学んで合わせなければならないようなことを趣味としている女性は選ばないでしょう。パートナーとなる女性は彼の弱いところを補わなければなりません。彼のニーズを満たすために自分がしたいことをあきらめなければならないときがあるかもしれません。しばらくはその状態でうまくいくでしょうが、女性は自分ばかりが犠牲を払うことに、あるいは相手から感謝されないことに憤りを感じてきます。

　AS男性のパートナー選びでは、思いやりが深く安心感が得られる誠実な女性が最有力候補になるようです。性的な魅力や人気の度合いは重要視されません。AS男性は自分が直感的にわからない部分を補ってくれる女性を頼りにします。安心して付き合える女性かどうかは性格から読み取れないので、考え方やライフスタイルから判断せざるをえません。相手の女性が信頼できるか、誠実で裏切らないかは彼らにとってぜひ知っておきたいことなのです。

キーポイント

- □ 共通の興味があるかどうかはAS男性・女性のパートナー選択で大切な決め手となっている。
- □ 共通の興味として最も多いのは音楽である。
- □ 2番目に多いのは演劇である。
- □ スポーツ活動を共通の趣味としているカップルは非常に少ない。
- □ 互いに動物好きで特にネコを好むカップルが複数いる。
- □ 信条、特に信仰の共有はとても重要である。
- □ AS男性は価値観、道徳観、信念がしっかりした女性を選ぶことが多い。
- □ AS男性の大半がパートナーのユーモアセンスが必要だと述べている。
- □ AS女性もパートナーと共通の関心事として音楽、演劇、信仰、知的な能力を重視している。
- □ AS女性はAS男性よりもはるかにパートナーの過失に気がつきやすい。また彼女たちは望むことすべてが叶うわけではないと認識している。

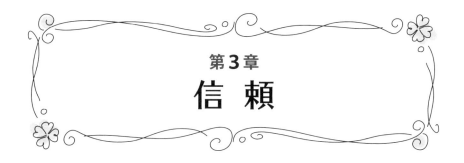

第 3 章
信 頼

　AS男性の多くはパートナーが信頼できる女性かどうかを非常に重視します。私の調査では、信頼はかなり初期の段階で求められており、相手の道徳観や考え方を知ってようやく信頼できるようになったというケースがよくありました。ところでその信頼はどうしたら長続きするのでしょう。彼らは相手の女性からも同じように信頼されているでしょうか。

　調査では付き合いの長さにかかわらず、75パーセントのAS男性がパートナーに完全な、あるいはほぼ完全な信頼を置いていると述べていました。中には40年以上関係が続いているカップルもいました。パートナーへの信頼を語るときには「絶対的に信頼している」、「100パーセント信じている」、「あらゆる面で完全に信頼している」という表現が使われていました。概して彼らがパートナーに寄せる信頼は、まるで子どものような無邪気なものでした。

　この脆弱性はASの子どもや若者によく見られます。自分を他者に置き換えて考える力、他者の動機を読み取る力の弱さが原因の1つです。ASの子どもたちは嘘をつかれたり、利用されてもなかなか気がつきません。そこにつけこむ悪者の標的にされやすく、言われた通りのことをしてしまって深刻な事態に巻き込まれることがあります。ある青年はパーティーで自称「友だち」からドラッグを勧められました。彼がドラッグには反対だと知っていたその「友だち」は「キャンディだよ」とだまし、青年は彼の言葉を信じて、渡された錠剤を口に入れました。それはエクスタシーと呼ば

れる強いドラッグで、彼はあっという間にパニックに陥りました。自己制御がまったくできなくなり、病院に運ばれました。警察から取り調べを受けたとき、「本当にキャンディだと思った」と話しましたが、信じてもらえませんでした。このエピソードは彼自身にも、彼の両親にも深い悲しみを残しました。

　ASの子を騙すのは簡単だと、他の子どもたちはすぐに気づくかもしれません。嘘をついたり、騙そうとするときにはしばしば無意識に非言語のサインが表れるのですが、ASの人たちはそれを読みとることができません。皮肉を言われても文字通り受け止ってしまいがちなので、それが嫌味だとはわからないかもしれません。この面では特に保護が必要になります。早期の介入と支援があるかないかでASの子どもたちの将来は大きく左右されるのです。

　大人になると苦い経験から学んだこともあり、子どもの頃よりも注意深くなります。AS男性がパートナーを「本当に正直で信頼できる女性だ」と思えるようになるまでに時間がかかるのもそのためでしょう。しかし一旦信頼すると、彼女があからさまに裏切るようなことをしない限りその思いは揺らぎません。

　調査に協力してくれたAS男性はほぼ全員がパートナーの貞節を信じていました。パートナーが浮気をしていたという男性は2人いました。彼らの信頼は浮気が発覚した時点で完全に消滅しました。中の1人はそのパートナーとは別れ、別な女性と付き合うようになりました。彼はその女性を元の裏切る以前のパートナーと同じくらい信頼していました。喉元過ぎれば熱さを忘れるで、彼は裏切られた経験から何も学んでいませんでした。つらい経験をすっかり過去のものにすることには利点もありますが、それが問題になるケースもあります。ASの人たちは経験から学ぶことが少ないようです。

　「あなたは彼女から信頼されていると思いますか」という質問では「はい」と答えたAS男性はたった1人だけでした。多くのAS男性がパートナーから信頼されていないことを深く悔んだり悲しんだりしていました。パート

ナーの期待に応えていない自分を責めている男性も大勢いました。「僕は妻の期待に背いてばかりで、自分をまったくの役立たずだと感じる」と言った男性もいます。彼らのほとんどはパートナーを喜ばせよう、正しいことをしようと一生懸命に努力をします。しかしASの特徴が妨げとなって失敗してしまうことがあるのです。

　ある男性は奥さんの誕生日にサプライズディナーを計画し、街にできたばかりのシーフードレストランに予約を入れました。奥さんには一番いい服を着て8時に家で待っているようにと伝えました。奥さんはわくわくしながらおしゃれをして待っていました。ところが8時になっても9時になっても彼は来ません。奥さんの不安は心配へ、やがて失望へと変わりました。その間、彼は街でプレゼントのイアリングとバースデーカードを買っていました。そして車に戻ると駐車券を失くしたことに気がつきました。車内を探し、上着や鞄の中を探し、店まで戻って路上も探しましたが、どこにもありません。時間はどんどん過ぎて不安はつのるばかりです。彼は駐車場に戻り、窓口で駐車券を失くしたことを説明しました。ところが係員から24時間分の料金を払わなければならないと言われます。

　その時点で彼はすでにストレスで疲労困憊し、捨て鉢になっていました。時間を超過していないのにその料金を支払わなければならないことに納得できません。本当に駐車券を失くしたのかどうか、係員には判断できないということもわかりませんでした。苛立ちが頂点に達し、彼は思わず窓口のガラスを叩いてしまいました。あいにくガラスは割れました。彼の怪我はたいしたことはありませんでしたが、係員の反応は違いました。通報を受けた警察が来て、彼は器物損壊罪で逮捕されました。

　奥さんは警察からの電話で初めて夫の無事を知りました。彼の姿を見たとき、奥さんが感じたのは一種の怒りでした。彼はまたも奥さんを失望させたのです。信頼は再び崩れました。

　このようなエピソードはASの人間関係では珍しくはありません。AS者の世界では「白か黒か」になりがちです。相手の立場で物事を考える力が弱いためです。「心の理論」として知られているこの力があれば、他者の

気持ちを察し、その視点で状況を判断することができます。自閉症はこの心の理論に深刻な影響を及ぼします。自閉症者の中には子どもでも大人でも自分以外の人の視点で物事を見ることはまったくできない人がいます。ASではそれほど強い影響はありませんが、心の理論の弱さはときとして大きな問題を引き起こすことがあります。先に挙げた例では、男性の怒りは駐車場の係員に直接向けられました。駐車券を失くしたのは事実だと何としてでも伝えたいという激しいフラストレーションが、窓を叩く行動につながったのです。係員が客の個人的な事情をいちいち察して理解するのは無理だということが彼にはわかりませんでした。

　特定の状況や人に、とりわけ危機的な状況に対処できないことがパートナーに信頼されない一番の理由だと思っているAS男性がいます。対処できないのは感覚のオーバーロードが原因となっている場合がよくあります。ASの人たちは一度に多くの外的プレッシャーに応じようとすると、非常に大きなストレスを感じ、対処が困難になります。その結果、かんしゃくを起こしたり、自分を徹底的に閉ざしたり、その場からいなくなることがあります。自分を閉ざすのも爆発的な行動も「状況を再びコントロールしよう」という試みなのです。

　ASの診断を受けてからパートナーからの信頼が強くなったようだと語った男性が若干いましたが、彼らの妻やパートナーからは同様の報告はほとんどありませんでした。夫を全面的に信頼しており、診断後はその度合いが高まったと言った女性は1人だけでした。彼女たち夫婦はまだ若く、交際のかなり初期に診断と適切なカウンセリングを受けていました。

　理解できないことに信頼を置くのは非常に難しいものです。ASの人たちは定型発達者には理解しがたい行動をとることがあります。パートナーにASの知識がなければ男性の行動を誤解し続けることになります。彼はなぜわけのわからないことをするのか、なぜ思いやりのないようなことをするのかという疑問に自ら誤った答えを作り上げてしまいます。複雑で戸惑いを覚える彼の言動をASの知識なしで理解するのはほとんど不可能と言えるでしょう。ASをよく知っておくことは当事者とパートナー双方に非

常に大切です。

　パートナーの女性からは、深い失望や信頼の問題は常にあったという報告が多数寄せられています。彼女たちの多くがASのパートナーは信頼できない、金銭、会話、子どもの世話、正直さ、精神面での支え、責任感などあらゆる面で頼りにならないと感じています。それどころか、彼は家族に害や危険を及ぼしていると言う女性も複数いました。ある女性は夜に具合が悪くなり、1人になりたかったので彼を居間に残したまま2階に上がって休みました。彼はしばらくテレビを見てから2階に行くと言っていました。少したってから彼は上がって来るとベッドに入り、電気を消して眠りにつきました。それから間もなく階下で何かが爆発する音がして2人は目を覚ましました。彼女は体調が悪いにもかかわらず飛び起きて階段を駆け下り、台所へ向かいました。レンジの上には真っ黒に焦げた鍋があり、そこから灰色の煙がもうもうと立ち込めていました。あたりには茹で過ぎた卵の破片が飛び散っていました。彼は夜のうちに翌日のサンドイッチ用の卵を茹でておけば、朝の時間を節約できると思ったのですが、うっかり鍋をレンジにかけたまま寝てしまったのです。

　全員ではありませんが、AS男性の中にはかなり忘れっぽく、ぼーっとしがちな人がいます。特定の作業や日課の決まり事をシナリオのように覚えているので、それに変更や妨げが入ると状況を忘れやすくなるのです。この男性にとって夜に茹で卵を作るのは非日常的なことでした。卵を茹でるのは妻の仕事でしたが、「別にあなたが茹でたっていいじゃないの」という彼女の不平を聞いた彼は「じゃあ、自分でしよう」と考えました。しかしいつもの台本にはない行動です。彼は鍋をかけましたが、その後はいつものようにベッドに入り、卵のことはすっかり忘れてしまいました。

　AS男性のパートナーである定型発達の女性の大半は、「彼は浮気をしない」と信じていました。信じられることはそれしかないと言った女性が若干いましたが、AS男性の貞節に対する信頼は全体的に非常に高いものでした。またAS男性自身もその点ではパートナーに信頼されていることをよく知っていました。「彼女がそう言っていたから」というのが理由です。

彼らはパートナーの発言に基づいて自分の評価を決めているようでした。

　信頼に関してはASの女性も全面的にパートナーを信じているという答えを出していました。ただし唯一疑いを抱く領域として浮気が挙がっており、この点が定型発達の女性と大きく違っていたところでした。調査に協力してくれたAS女性のほぼ全員が何らかの形で相手の浮気を疑っていました。「彼もASで、浮気をするようなスキルや力はない」と答えたAS女性が1人いました。「彼は私を裏切らない」という彼女の確信は「彼は私に誠実でありたいと思っているから」ということよりも「彼は浮気ができないから」が基盤になっていました。

　パートナーの貞節に対するAS女性と定型発達女性の違いにはいくつかの理由がありますが、その1つは思春期の男性観です。十代の男の子たちの一番の関心ごとはたいていセックスです。女の子とどれだけ付き合っているかを仲間に自慢しなければならないというプレッシャーにかられることも多いのです。周囲の男子から尊敬と羨望（せんぼう）を集めるのは女子に一番人気のある子です。男の子たちがセックスに興味があることはASの女の子たちもよく知っています。実際に誘われた経験があるかもしれません。思春期に築かれたこの男性観は大人になってからの付き合いにも尾をひくようです。「チャンスがあれば彼は浮気をするのではないか」という思いを抱く女性が多いのはそのためです。

キーポイント

- □ 調査対象となったAS男性のほぼ全員がパートナーを100％信じていると答えている。
- □ 彼らの信じ方は非常に純粋で無邪気である。
- □ 大半のAS男性はパートナーの貞節にも完全な、あるいはそれに近い信頼を置いている。
- □ 定型発達のパートナーが浮気をした場合、信頼が回復する見込みは非常に少ない。
- □「パートナーから信頼されている」と思っているAS男性はほとんどいない。
- □ 信頼されていると思わない主な理由として「自分は特定の状況、人、危機に対応できないから」が挙げられている。
- □ 定型発達の女性がASのパートナーを全面的に信頼することはほとんどない。
- □ 彼女たちの多くが「彼は浮気をしない」と信じているが、それ以外の面では一切信用できない、あるいは頼りにできないと答えている。
- □ AS女性はほぼ全面的にパートナーを信頼しているが、相手の貞節に関しては疑っている。

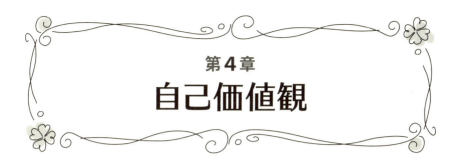
第4章
自己価値観

　AS男性の大半が自分に対して非常に低い評価をくだしています。「自分はパートナーの役に立っておらず無価値に等しい」と感じている人が多いのです。「僕の価値は仕事をすることだけ」、「家に給料を運ぶこと以外、役に立っていない」、「稼ぎ手としてしか認めてもらっていない」といった発言にそれがよく表れています。

　しかしほとんどの定型発達の女性はパートナーが自分をそのように低く考えているとは知りません。彼はそのような素振りを一切見せないからです。AS者は大人も子どもも自分の感情を内面に閉じ込めて、悲しみや苦しみを打ち明けない傾向があります。いじめられた経験があると特にこの傾向は強まります。

　AS成人の多くが、学校でいじめや嘲笑（ちょうしょう）の的になったことを隠しています。いじめはたいてい報告されず、子どもは黙って苦しみに耐え続けます。そのつらさから生じるネガティブな感情を外に出さずにいると、うつに発展することがあります。その結果、自尊心が非常に低くなり、「自分は無価値だ」という気持ちになってしまいます。

　ある男性は「僕には価値などこれっぽっちもない。何をしても妻を失望させてばかりです。職を失い、子どもの世話もろくにできないし、何より結婚記念日まで忘れてしまったんですから」と言っていました。ところが彼の奥さんはいつも彼を支えていました。彼が正しいことをしようと一生懸命がんばっていることを認め、励ましたり褒めたりしていました。しか

し奥さんがどんなにポジティブな言葉をかけても彼の耳には入らないようでした。「奥さんはあなたが努力していることをよくわかっていると言っていませんでしたか」と聞いてみると彼は「言っていました」と答えます。「奥さんの言葉を尊重しないのですか」と聞くと彼は「尊重しています」と言います。それでも「僕は問題ばかり起こしているのにどうして彼女の言うことを信じられますか」と言って、また話をふりだしに戻してしまうのです。

　これもまたASの「白か黒か」の世界と言えるでしょう。この男性は「悪いのは自分ばかりで、２人の関係に何の良いこともしていない」と思い込んでいるかもしれません。あるいは奥さんの言うことを否定して問題を彼女のせいにしているのかもしれません。AS男性がどちらをとるかは本人の性格や、問題に対するパートナー女性の姿勢によって変わりますが、いずれにしても原因がASにあると知らなければ、両者にとってたいへんつらいことになるでしょう。彼がASだとわかれば事態が好転することもありますが、過去に受けたダメージがあまりに大きいとAS男性は自滅的な世界に閉じこもり、自分に関して否定的な言葉しか聞こうとしないかもしれません。

　先に挙げたカップルがまさにそうでした。奥さんが状況を改善しようと力を尽くしても、AS男性のダメージは和らぎませんでした。低い自己評価がすでに定着しているので、彼は奥さんの意見を信じることができません。この点でもASに対する早期の介入と理解は非常に大切です。本人がASの特徴を理解し受け容れるなら、自分にはどんな能力が備わっているのかがわかるようになっていきます。苦手なことがあってもすべて自分が悪いわけではないと知るようになります。

　「あなたは自分が価値のある人間だと思いますか」という質問に対するAS男性の答えを見ると、彼らの自己評価はパートナーの発言に基づいていることがわかります。以下は、私があるAS男性にインタビューをしたときの会話です。

私	「家事はお得意ですか」
AS男性	「はい」
私	「特にどんなことが？」
AS男性	「妻には芝生を刈るのがうまいと言われます」
私	「ご自分でもそう思いますか」
AS男性	「ええ、そうでしょうね。妻がそう言うのですから」
私	「あなたご自身の意見はいかがですか」
AS男性	「ええ、うまいですよ。まっすぐに刈るのが得意なので」

その後、私は彼に「奥さんを幸せにできると思いますか」と尋ねました。

AS男性	「いいえ、できません。妻はいつも僕のせいでどんなに不幸かと言っていますから」
私	「でもあなたは奥さんを幸せにしたいのでしょう」
AS男性	「ええ。でもやることなすこと間違っているようなのです。僕が何をしても妻は満足しません。どうすれば喜ぶのかわかっていないと言うんです。だからもう、わざわざがんばって何かしようとは思わなくなりました」

　芝生を整えることは論理的かつ実際的でAS者の得意分野です。他者とのかかわりやコミュニケーション、想像力を必要としません。芝を刈った跡がまっすぐに整っているのを見れば自分は芝刈りが得意なのだとわかります。しかし人間関係に関しては自分が正しいことをしているかどうかがわかりません。自分にどんな行動が求められているのかを察知する能力がもともと弱いためです。

　この男性は奥さんの意見だけを拠り所にしていました。また、彼は奥さんの感情面のニーズを満たせないことを彼女の口から再三にわたって聞かされていたので、もう努力するのをやめてしまったとも言っていました。この状態は「予言の自己成就」として知られています。ネガティブな考え方が長期間続くと、努力の度合いに変化が生じて、そのうち「どうせ失敗す

るのだから」と一切努力をしなくなるのです。通常私たちは大人になる過程で自分自身や自分の能力に対する認識を深めていきます。批判されても、誰が、なぜ、どういう文脈でそう述べたのかを踏まえて批判の内容を判断できます。例えば誰かに「あなたは正直ではない」と言われたとき、まず相手がどうしてそんなことを言うのかを考えます。そしてその発言は真実なのか、偏見によるものなのかを判断します。もしかするとその場面においては正直ではなかったかもしれない、誰かを傷つけないために悪気のない嘘を口にしたのかもしれないと振り返ります。このように私たちは他者からの発言をさまざまな角度から考えます。

　ところがAS男性の多くは、パートナーの発言をまったく違うやり方で評価します。言われたことを文脈に照らし合わせて考えることはめったにありません。自分の長所と短所を決めてかかっている男性は特にそうです。そのプロセスは付き合い始めて間もない頃から始まっているかもしれません。例えば相手の女性から「思いやりがない」と言われれば、そのときの状況や文脈は考えず、その言葉だけを取りあげて「自分は思いやりがないのだ」という思い込みを深めます。一方「自分は思いやりが深い」と思っているなら、彼女の言葉を批判と受け取るでしょう。恨みや悪意でもあるのかと考えるかもしれません。

　そのような状態では２人の間に誤解が多発するのも無理がありません。AS男性は「きみは批判ばかりする」と言って頻繁にパートナーを責めるようになるかもしれませんが、彼にとっては当然のことなのです。しっかりと根付いた彼の自己評価はすぐに変えられるようなものではありません。変えられるかどうかは、ASが彼に及ぼしている影響、思考パターンを変える力、視野を広げる力がどの程度かによって異なるでしょう。

　調査ではAS男性の半数が経済的な貢献にしか自己価値を見いだせないと語っていました。つまり論理的かつ実用的な行動しか評価されていないと感じているのです。中にはその思いが非常に強く、「自分は完全に彼女に利用されている」とまで言う男性もいました。

　「何か買うために利用されている」、「頭脳を利用されている」、少数です

が「セックスのために利用されている」という答えもありました。人間としての自分の質については良い評価がゼロだと感じている男性が何人かいました。彼らはわがままにならないように精一杯気をつけて、何でも妻のためにするのだと答えていました。自分にとっては本当に難しいことでも奥さんのためにがんばっていると言うのです。

　ある男性はこんな話をしてくれました。奥さんは彼が夜に働くことをとても嫌がっていました。一人ぼっちになるからです。彼自身は作業に集中できる夜勤を気に入っていました。日勤に比べるとストレスも少なく感じました。しかし奥さんのために日勤に切り替えることを決め、その日を結婚記念日に合わせました。変更に関してはトラブルもたくさんあったのですが、彼は奥さんに「きみのためだよ」とは一切言いませんでした。日勤になって奥さんは喜びましたが、なぜ彼がそうしたのかはまったくわかりません。一方、彼は契約の変更に伴う追加の仕事に追われて結婚記念日のカードを買うのをすっかり忘れてしまいました。奥さんはとても腹を立てて「私のことはどうでもいいのね。あなたにはがっかりさせられっぱなしだわ。なんて思いやりがない人なの」と言いました。「思いやりがない」という言葉が彼の耳に一番強く響きました。まったく不当だと彼は思いました。自分の望みを抑えて彼女のために日勤にしたことを直接話していないのに、「彼女は当然それをわかっているはずだ」と思い込んでいたのです。彼は攻撃されているような気持ちになりました。奥さんの怒りに対応できず、状況をどう修復してよいのかもわからず、彼は引きこもってしまいました。奥さんの苛立ちはエスカレートするばかりです。彼は車でその場を立ち去ると夜遅くまで戻って来ませんでした。結婚記念日は台無しになりました。2人とも相手から見下されているように思いました。この種の誤解はAS者の人間関係で非常によく起こります。誤解を解くには別な考え方が必要です。

　定型発達の女性の60％はAS男性と同じく「適切に評価されている面もあるが、自分の期待とは一致しないところがある」と述べています。彼女たちは、家族の世話、食事の支度、相手のニーズを満たすという面では価

値を認められていると考えています。ニーズに関しては精神的なことよりも身体的なことを求められている気がすると述べた女性が何名かいました。彼女たちはパートナーのケアや養育的な面に関しては高く評価されていると感じていました。AS男性のこのような評価は母親をまだ1人の人間として見なせない子どもの判断と同じです。彼女自身の存在を尊ぶというより、彼女が自分に何をしてくれるかが重要なのです。

　ある女性は自分を喜ばせるためにASの彼がどれだけ努力をしているかを語ってくれました。この男性は彼女を非常に高く評価していました。しかし彼女はそれを嬉しく思っていませんでした。ありのままの自分を尊んでくれているとは思えなかったからです。私たちはパートナーに自分の思いやりや憐れみ深さ、共感性を評価してほしいと思います。自分を理解してほしいと願います。精神的な支えや安心感が必要なときには、頼まなくても自然に彼がそれらを与えてくれると思いたいのです。ASは非言語の微妙なサインを読み取る力に影響を及ぼします。「精神的なサポートがほしい」と直接伝えない限り、AS男性はそのニーズに気がつかないでしょう。

　パートナーの女性は自分が2人の関係を良くしようと努力し、さまざまな配慮をし、自分を犠牲にさえしていることを彼に褒めてほしい、認めてもらいたいと思っています。しかしASの彼はそれに気づきません。彼女からその話が出れば、彼は「ありがとう」と言うかもしれませんが、それきりでしょう。一度言ったことを何度も伝える意味がわからないのです。彼は自分がしたことを認めてほしいとパートナーに繰り返し求めたりしません。そのため彼女がなぜそこにこだわるのかが理解できません。一方彼女はどんなに配慮や共感を示しても、彼は一度もそうしてくれたことがないので感謝する気持ちになれず、褒めることもないように感じているかもしれません。このパターンが崩れない限り、あるいは自分たちがパターンに陥っていることに気がつかなければ、間もなく双方に非常に良くない影響が出てきます。2人とも「相手にとって自分は価値がない」と思うようになります。AS男性は実際的かつ活動的な方法で2人の関係に貢献しようとします。彼にはそれが「きみを大切に思っている」という証しなので

すが、パートナーの女性には伝わらないかもしれません。定型発達の女性は自分が精神的なケアをしていることを高く評価してほしいと願い、AS男性は行動を評価してほしいと思っています。しかし残念ながら互いにその思いに気づかず、相手がそれをするのは当然だと考えている人たちがいます。このような状態は2人の関係にさまざまな不調和をもたらし、それぞれが「こんなに一生懸命しているのに認めてくれない」という不満を抱くようになります。

　調査に協力してくれたAS女性は全員が、1つあるいは複数の面でパートナーに認められていると感じていましたが、それらはやはり自分が本当に評価してほしいと思っていることではありませんでした。彼女たちはとりわけ知性や自立性の面でパートナーから非常に低く見られていると感じていました。「特別な興味」も軽視されていると述べた女性もいました。精神的なケアを認めてくれないと答えたAS女性は1人もいませんでした。この結果は定型発達の女性たちと正反対であり、ASの特徴をよく表していると言えます。

　AS女性はAS男性よりも自立と自律をはるかに重視します。家庭を管理する責任をパートナーに任せたがるAS男性が多い一方で、AS女性は自己管理がしっかりできることを評価してもらいたいと思っています。AS女性は有能でよく働き、自立心が豊かです。自分のことは自分で管理していると感じていたいのです。彼女たち自身はこの特徴を長所と見なしていますが、パートナーは必ずしも快く受け止めてはいません。このギャップは、相手に対する期待には男女の違いがあることを示唆しているのではないでしょうか。また、社会における女性の役割の変化も関連しているはずです。調査対象となったAS女性の年齢は40歳から65歳です。女性の役割の数々の変化を実際に経験してきた彼女たちは、パートナーとの関係においても自分の統制力を活かし、地位を向上できると感じているようです。

キーポイント

- □ AS男性の自尊心は非常に低いと思われる。
- □ AS男性の多くがパートナーの言葉によって自分を評価している。
- □ AS男性は「どうせ失敗するのだから」と思い込み、努力を一切しなくなることがある。
- □ AS男性は状況を考慮せずにパートナーのコメントを評価することが多い。
- □ 調査に参加したAS男性の半数が、家庭では経済的な面、あるいは実用的な面でしか自分の価値を認めてもらっていないと感じている。
- □ 定型発達の女性の大半が「彼はありのままの私ではなく私の行為にだけ価値を置いている」と感じている。
- □ 調査に参加したAS女性の全員が、「パートナーからある面では評価されているが、自分にとって重要な面では認められていない」と感じている。
- □ 彼女たちは自分の自立性、知性、自律性を評価してほしいと願っている。

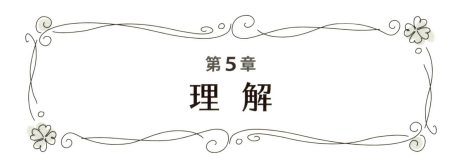

第5章
理　解

　「あなたはパートナーを理解していますか」という質問に、AS男性からは実にさまざまな反応が返ってきました。「完全に理解している」という答えもありましたが、75％の男性が「ある面では理解していると思う」と述べました。「まったく理解できない」と答えた男性は4％だけでした。ある男性はこの質問にどう答えてよいかわからず、悩んだ結果「誰かの心を理解するなど不可能だ。心はその持ち主以外に誰も入ったり読んだりできないものだから」と反論しました。

　相手を理解するには共感が必要です。つまり相手の立場に立って物事を見て、相手が何を思い、どう感じるのかを判断できなければなりません。共感性の欠如はASの特徴であると言われ、まるでAS者には感情がまったくないかのような印象を与えていますが、決してそのようなことはありません。実際にAS男性の多くが程度の差こそあれ「自分は妻を理解できる。妻に共感もできる」と言っているのです。ASの診断基準から考えれば、この答えはありえないはずです。では彼らにとって「パートナーを理解できる」とはどういう意味なのでしょう。

　私はあるAS男性に「奥さんを理解していますか」と聞いてみました。

AS男性	「ええ。妻とはたいへんな試行錯誤しながら今の関係を築いてきたのです。妻のことはとてもよく理解していますよ」
私	「奥さんの求めることがわかるようになって、暮らしやすくなったでしょう」

AS男性	「まさか！最近は妻との生活が大きなストレスです」
私	「どうしてですか」
AS男性	「妻がどんな反応をするのかまったくわからないんですから。理由もないのに僕にひどく腹を立てたりするんです」
私	「でも奥さんを本当に理解しているなら、奥さんが怒る理由もわかるのではないですか」
AS男性	「ええ、それはわかっています。僕を見下げれば、自分が上になったように感じるからです」
私	「具体的なエピソードを教えてくれますか」
AS男性	「そうですね。水曜日は妻が仕事で遅くなるので、たいてい僕が２人分の夕食を作るんです。でもその日僕は仕事の昼食会で豪華なものをたくさん食べて満腹だったので、夕食の支度はしないでジムに行きました。痩せなくちゃだめだと妻に言われているので……。ジムに行けば妻は喜ぶと思いました」
私	「その後、どうなりましたか」
AS男性	「妻はすごく怒って、僕が夕食を作っていなかったことを責めました。『私はあなたにそんなこと一度もしたことない』と言い張りました。そうやって僕をやり込めれば気分が良くなるんだと思います。いったい僕にどうしてほしいのかまるでわかりません」

　彼はそう言って心底困惑したような表情で私を見ました。

　彼の発言をよく読むと、状況を何とか理解しようと努めるAS者の姿が浮かび上がってきます。彼は奥さんの反応と自分の行動をつなげて考えられませんでした。自分の行動が奥さんを怒らせたとは思えませんでした。彼女のために何かしてあげるべきだという考えはありました。おなかがいっぱいだった彼は、奥さんに痩せてほしいと言われていたことを思い出します。一日中働いた後は家に帰って夕食をとってゆっくりしたいという奥さんの思いは考えず、自分の視点でしか状況を見ていません。彼は過去の経験から「彼女はただ自分の気晴らしのために僕をやりこめる」と決め

つけていました。今回もその結論をあてはめていたのです。もめごとが起こり、彼女が怒ったときにはいつもそうでした。

　ASでは自分の行動が他者に与える影響を予測する力が弱くなります。状況が変わると特に難しくなります。例えば、あるAS男性は奥さんから「今日は仕事からジムには行かないで、まっすぐに家に帰ってきてお茶にする？」と聞かれました。仕事帰りに直接ジムに行くのは奥さんとの間で問題になっていました。子どもたちと過ごしたり、家の手伝いをするのが嫌だからまっすぐに帰って来ないのではないだろうかと奥さんは思っていました。彼は直接ジムには行かないと約束をして、それを守りました。しばらくいざこざは起こらず順調でした。

　ところがある日、彼は夜遅くに帰って来ました。奥さんに「どこに行っていたの？」と聞かれて彼は「ジムに行ってた」と答えました。「仕事からまっすぐ帰って来るって約束したじゃない」と奥さんが言うと、彼は同僚からジムに連れて行ってほしいと頼まれたのでそうしただけだと答えました。いつもとは事情が違い、同僚が一緒だから奥さんも承知するだろうと思ったのです。知らせる必要もないと思い込んでいました。奥さんは彼の行動を読んで、理解していると思っているようでした。まるで「僕は自分が何をしているのか知っている。今日は家にまっすぐ帰らない理由も知っている。だから彼女も知っていて当然だ」という具合です。

　カウンセリングの場で私は幾度となく何人ものAS男性から「妻を幸せにするにはどうしたらよいか教えてください」と聞かれました。彼らは本当にどうしたらよいかわからないのです。その問いは心からの嘆願でした。ある男性はこう言いました。「僕は妻のニーズを理解しています。彼女は寄り添ってほしいのです。特別な存在だと思わせてほしい、気持ちの面で支えてほしいというのが妻のニーズです。それはよくわかります」。そのように説明した後、彼はとてもがっかりした顔で「でもいったいどうやったらそのニーズを満たせるのか、わからないのが悩みなんです」と言いました。食べ物が必要な人がいることはわかるのに、実際に何をあげればよいのかわからず、あげるものもないというような状況です。ニーズがある

という事実はわかっても、それを満たすための感情が伴わないのです。この男性は「妻は僕に完璧な人になってほしいと思っているんです。でも彼女の批判を聞けば僕は完璧からほど遠いとわかります」とも話していました。私がこれまで話を聞いてきたAS男性のほとんどは奥さんを理解しようと一生懸命努めていました。しかしある男性が言ったように、彼らは奥さんに直接言われたことしか理解できないようです。彼女が何を考え、何を求めているのかを言わなければ、空白の部分に自分の考えや自分の要求を入れてしまいます。そして残念ながら誤った結論を出してしまうのです。

　リタ・カーターは著書『ビジュアル版　新・脳と心の地形図』(原書房2012)で、ASの人たちは「心の理論」を要する問題に脳の別な領域を使って対応すると述べています。カーターは、定型発達者が他者の心を読み取る必要のある話を聞くとき、脳画像において左内側前頭前野皮質が活性化することを発見しました。この部位は直感的、洞察的な思考を司っています。

　同じ話をAS者に聞かせると、別な部位が活性化していました。この部分は論理的、直接的な問題解決に使われる部位です。ASのあるなしにかかわらず、実際的な問題を処理するときにはこの部位が使われます。

　この結果から、ASの人たちの場合、洞察が必要な問題への対応になぜしばしば時間がかかるのか、またなぜ誤った結果を導き出してしまうのかがわかります。AS男性はパートナーの反応の原因がすぐにわからず、論理的に探ろうとします。ほとんどの女性がAS男性と話し合ううちに苛立ってしまうのは、おそらくそのためでしょう。彼女たちはそのような実際的論理的な解決を求めているわけではないと怒りながら説明しようとします。何を求めているかは直感的に知ってほしいのです。「いちいち言わなくても、彼は私に何が必要なのか、私が何を望んでいるのか、わかってくれる」と感じたいのです。

　ある女性は夫が無言でセックスをすることに不満を抱いていました。ロマンティックで優しい言葉をかけてくれればどんなにいいだろうと思っていました。次にセックスをしたとき彼女は「何か素敵なことを言ってほしい」と彼に頼みました。彼の言葉は何だったでしょう。「きみは料理がうまい

と思う」でした。

　このような例は決して珍しくはありません。定型発達パートナーは自分が大きく誤解され、価値を低く見られているように感じます。ASの男性にとって直感的に彼女の意図を汲んで反応するのは不可能に近いでしょうが、彼女を幸せにする言葉や行動を学ぶことは可能です。彼女のために急いでお茶を入れ、自分はどこかへ行ってしまって1人で飲ませるよりも、ハグやキスをしたり手を握るほうが喜ばれるのだとわかるようになります。

　AS男性は感情的な問題に対しても実際的な解決法を探す傾向があります。そのような方法はパートナーが一番望まないことだとはわかりません。わざとしているわけではなく、先に述べたように、使う脳の部位が定型発達者とは違うためです。「彼女は僕に何を求めているのだろう」と考えるときAS男性が唯一頼りにするのは直感や洞察思考ではなく、事実に基づいた論理的思考です。理解が難しい概念ですが、彼がそのような考え方をするのはASのせいであると定型発達のパートナーはしっかりと知っておく必要があります。もし知らなければ、「彼はわざと私のニーズを無視している」あるいは「私を理解しようともしない」と感じてしまうでしょう。

　カウンセリングでは、「AS発見」という旅路に出たばかりのカップルに出会うことがあります。ASが2人の問題の原因になっているとはまったく気がついていないカップルも何組かいました。このようなカップルは何かおかしいとは気づいています。定型発達のパートナーは「彼は私を大切に思ってベストを尽くしてくれているのはよくわかります。でもどうしてあんなにわがままなのでしょう。どうして私が本当に伝えたいことをわかってくれないのでしょう。どうして私自身や私のニーズを理解してくれないのでしょう。どうして気持ちについて話せないのでしょう。あんなに無神経で冷淡にふるまうのにどうして私を愛していると言えるのでしょう」と強い失望と苛立ちを訴えてきます。大勢の女性が私のところにやってきて同じことを語ります。彼女たちは皆同じ気持ちを抱え、ときには自分の精神が病んでいるのではないかとさえ感じています。無理もありません。女性が話している間、パートナーの男性はそばに座ってほとんど何も言いません。

最後まで無言の人もいます。なぜ彼女が自分に対していつも腹を立てているのかまったくわからないのです。

　カウンセリングを進めるうちに、問題の原因はASにあるかもしれないとわかってきます。診断が確定する場合もあります。そこでようやく定型発達の女性はどうしてこれまで2人の関係がうまくいかなかったのかがわかってきます。診断が2人にもたらす安堵感(あんど)は非常に大きいことがあります。この時点で女性はASパートナーを理解し始め、AS男性も自分自身をもっとよく知るようになります。彼女が何年もの間言い続けてきたことをそれまでより意識するようにもなります。

　ASの女性はある程度自分のパートナーを理解しており、これまで多くの点で相手のやり方を学んだと答えていました。一方で自分に対するパートナーの理解をとても重視していました。「彼は私を理解してくれているように見えるけれど、本当にそうだとは思えない行動をとることがある」と戸惑っていた女性もいました。ある女性はパートナーもASなので、おかしな行動をするのはそのせいだと話していました。

キーポイント

- □ AS成人のほとんどが、特定の面ではパートナーを理解していると思っている。
- □ ASは自分の行動が他者に及ぼす結果を予測する力を妨げる。
- □ リタ・カーターによると、AS者は心の理論を要する問題で定型発達者とは異なる脳の部位を使っている。
- □ AS成人は直感や洞察思考を頼りにしない。
- □ パートナーがASの診断を受けてから、彼に対する理解が深まったと感じている定型発達女性は非常に多い。
- □ AS女性もパートナーをある程度理解できると思っている。
- □ AS女性はパートナーからの理解を重視している。

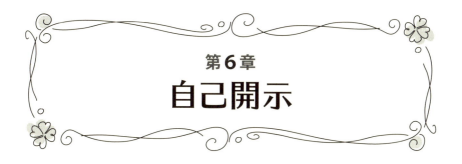

第6章
自己開示

　素直な信頼に満ちた絆を作るには、パートナーに心を開き、正直でいることが非常に大切です。私は調査に協力してくれたAS男性に「パートナーに心を開き、情報を開示できると感じますか」という質問を出しました。
　すると65％の男性が「ある程度開示できる」と答えました。「自分に関する情報を開示できる」と答えたのは10％の男性だけでした。「パートナーには高い信頼を寄せている」という彼ら自身の話を振り返ると、この結果は矛盾しています。通常、信頼している人にはたいていのことは話せるものです。「この人には打ち明けても大丈夫」と信じられるはずです。
　しかしAS男性の多くは、パートナーから自分に関する直接的な質問をされると脅されているような気持ちになり、どうして彼女はそんなことを知りたいのか、それを知ってどうするつもりなのかと不信感を覚えると話しています。奥さんから個人的なことを聞かれると侵害されたように感じると言った男性もいました。別の男性は「自分のことを何か話すと、彼女はその後のデートで必ずそれをもち出して僕を批判する」と語っていました。
　AS男性は批判に対して非常に敏感なようです。私が話をしたAS男性のほぼ全員がパートナーから批判されたときの気持ちを話していました。定型発達のパートナーは一人残らず批判について言及していました。問題を話し合おうとすると、あるいはアドバイスや手助けを出そうとすると、AS男性はすぐに「僕を批判する」と言って逆に非難を始めると言うのです。
　この問題を理解するには、AS者は自分の行動や発言が間違っていたり、

相手を傷つけていても、それになかなか気がつかないということを覚えておく必要があります。今何を言うべきなのか、何をすべきなのかがまったくわからないために問題が生じるとも言えます。パートナーの心を読んだり、気持ちを理解するのが難しいのも原因の1つです。AS男性はパートナーが何を考え、どう感じているのかを想像したり、推測することができません。彼女がなぜ傷ついているのかもわかりません。彼女が出す非言語の微妙な合図を読み取れないので、自分がしたこと、あるいはしなかったことで彼女が悲しんだりつらい思いをしているとは気がつきません。

　AS男性が批判に敏感な理由として、彼の「自分を表す言葉」とパートナーの発言との不一致も挙げられます。例えば彼は自分を「常にベストを尽くす人」、「思いやりがある人」と見なしているかもしれません。パートナーの発言がそれに異議を唱えるようなものであれば、彼は「批判された」、「攻撃された」と考えます。自分自身について打ち明けても、後からパートナーがそのことを論じたりすると、「裏切られた」、「直接批判された」と受け取ります。彼は「僕の自分自身に対する見方は正しい」という証明や確信が欲しいのです。もしパートナーの反論に納得すれば、彼は自分の考えを再確認しなければなりません。自分自身に対する認識にも変更が求められます。AS男性にとってこれは非常に難しいことなのです。それで彼らはパートナーの言葉をアドバイスではなく批判と見なします。彼女の言動が自分への批判であれば、感謝する必要はないと考えるのです。

　AS男性が自分自身の見方を変える唯一のきっかけは、私の知っている限り、診断を受けて、「彼女の言ったことは本当だった」とわかったときです。「確かにコミュニケーションに問題があった。僕は彼女の望みを必ずしも知っているわけではなかった」と気づいたときです。「なぜ自分は的外れのことをしてしまうのか」、「なぜ彼女を幸せにできないと思うのか」という疑問には答えがあると知って、それが大きな啓示になった人たちもいます。多くのAS男性は「自分が悪くて2人の関係にひびがはいったわけではない」、「苦手なことを彼女にあれこれ言われても、もう以前のように防衛的になったり反発しなくてもいいのだ」とわかると安堵します。AS

男性は、何を話し、どう反応したらよいのかわからなくて状況にそぐわない言動をとることがあります。定型発達のパートナーはその理由がASにあることをつい忘れて不満をこぼしてしまいます。するとAS男性は自分にはまったくわからないことで責められているように感じます。実際、ほとんどの場合、自分にはどうしようもないことなのです。

夫と相談に来たある女性は「もう彼とは暮らしていけません。人はあんなに非情で冷たくなれるものでしょうか」と話し始めました。

その前の週、彼女は夫とセックスの話をしていました。思い出を話し合っているうちに、2人が初めて一緒に過ごした夜の話が出ました。彼女にとってその夜は本当に特別な思い出でした。そこにいたるまで2人は長い期間、愛を育んできたのです。あの夜がどれだけ特別だったか彼女は夫に打ち明けました。そして彼に「あなたはどう思ってるの？」と尋ねました。すると夫は100％正直に「あのときはがっかりした」と言ったのです。彼女はショックを受け、その理由を聞きました。「もっと胸が大きいと思っていたから。それに片方の胸はもっと小さかったから驚いた」と彼は答えました。この発言は彼女を激しく打ちのめしました。自信と自尊心が大きく崩れてしまいました。

私たちはあらためてそのことを話し合いましたが、彼はなぜ彼女がそれほど怒っているのか理解できませんでした。彼にとっては、「どう思ってるの？」と聞かれたので思っていたことを正直に言っただけなのです。意見を求めておきながらその意見を聞いて怒るなど、彼には意味がわかりません。「彼女は僕に嘘を言ってほしかったのでしょうか」と彼は私に聞きました。彼が答えとして事実に基づいた情報を伝えたのは、自分にとってそれが一番楽で自然な反応だったからです。彼女が聞きたいのは胸の話ではないと悟る直観力が彼にはありませんでした。そんなことを言えば彼女が2人の特別な夜として大事にしてきた思い出を破壊してしまうこともわかりませんでした。自分の視点、自分の立場でしか状況が見えませんでした。彼の発言は無神経で彼女を傷つけました。しかし彼は真実を求められたから真実を述べただけであって、決して故意に彼女を傷つけるつもりは

なかったのです。「真実を知りたければ、ASの人に聞きなさい」とよく言われますが、このエピソードは確かにそれを表しています。

彼女に与えた痛みを彼が理解するただ1つの方法は、自分は不十分だ、あるいは劣っていると感じさせられた出来事を振り返り、奥さんへの発言と照らし合わせて考えることでした。自分の言葉がどんなに大きな影響を与えたかを知るにはそれしかありませんでした。以来、彼は自分の発言によく気をつけるようになりました。「素敵」という言葉を基準とし、「素敵だ」と言えない場合は黙っていることに決めました。

かなりの数のAS男性が、付き合い当初はパートナーに何でも打ち明けていたものの、やがてその情報が自分にとって不利に使われるかもしれないと気がつき、それからは完全に自分を閉ざし、誤用される恐れのある情報は一切出さないことにしたと述べています。それ自体は間違ったことではありません。たいていパートナーの女性は打ち明けられた情報に反発を示します。AS男性はせっかく告げたことにどうして反発されるのか、関連性がわかりません。残酷ともとれる正直さは相手を深く傷つけかねないことにも気がつきません。

一方、私が話をした定型発達の女性たちはほとんどが「最初は彼にほぼ何でも打ち明けられると感じた」と言っていました。しかしこの意見は時と共に変わります。彼女たちの80%が「打ち明けられるとは感じても、彼は打ち明けたことを理解してくれない」と答えています。「理解どころか、覚えてもくれない」という答えもありました。その結果、多くの女性がパートナーに自分の気持ちや考えを一切打ち明けなくなっていきます。ある女性は「夫は私の話を聞いているように見えるけれど、実際は聞いていない」と言っていました。彼は話の内容が事実に基づいているとき、あるいは論理的なときにしか意見や共感を表さないのです。「耳の具合が悪くて特定のピッチの音を聞き取れない人がいますが、私の気持ちにまつわる話になると夫は耳がまったく聞こえないかのようになるのです」と彼女は言いましたが、本当に彼には奥さんの気持ちが「聞こえない」のです。

この「気持ちが聞こえない」状態は、AS男性によく見られます。また別

な女性は、夫は会話で気持ちの話になるとすかさず「ごめん。聞こえなかった。何て言ったの？」と聞き返すと話していました。彼女が話を繰り返すと彼は「ねえ、本当に聞こえないんだよ。きみがはっきり話さないから」と言うのです。彼女が大声で繰り返すと、彼は腹を立てて怒りを爆発させるので、そのうち彼女はもう自分の気持ちを伝えることをあきらめてしまいました。これは彼女にとってとても悲しく、またフラストレーションが残る結果でした。かたや「私は夫に何でも話せます。どんなに個人的なことでも、気持ちの問題でも、とにかく何でもです」と自慢げに語った女性がいました。「ご主人をそれだけ信頼できるのは本当にいいことですね」と言うと彼女は「そうですよ」と笑いました。「夫はね、私が何を言おうが２分ですっかり忘れちゃうんですから」

　AS男性はパートナーが気持ちを語るとき、話を聞き取り、理解するのが確かに難しいようです。高度な専門用語ばかり使う人の話を聞くことを想像すれば、私たちにもその難しさがわかるのではないでしょうか。言葉も話の内容もわからなければ、話についていくのも、言われたことを覚えておくのも困難です。ASの人たちにとって感情の話はそれと同じなのでしょう。自分にとってわかりやすい言葉や言い回しがなければ、耳に入らず、理解できる可能性もほとんどありません。

　「夫がふさぎ込むので、深く感じたことはまったく話さないことにしました」と言った女性もいました。AS男性は大きく２つに分けることができます。脅威を感じたり状況をコントロールできなくなりそうになると、怒って大声を出すタイプ。もう一方は、内にこもって状況から身を引く、あるいはふさぎこむタイプ。どちらの反応も怒りとフラストレーションの形態だと考えられますが、怒りを内面化してしまう人たちは急激にうつになることがあります。うつとは怒りが内へ向いた状態なのです。怒りを自由に表現できる人がいますが、できない人もいます。これはAS成人も同じです。ただしASの場合、怒りが誇張されることがあります。そうなると爆発的な反応につながりますが、引きこもりは深いうつ状態に発展する恐れがあります。いずれもAS者の怒りへの対処法であり、状況をコントロールしよ

うとする試みでもあるのです。

　AS成人にとって「コントロール力」は空気と同じくらい重要なものです。コントロール力を保持して初めて、この複雑な世界で生き延びていけると感じるのです。世の中には相反するさまざまな感情が入り乱れています。どれもAS者にはミステリーとしかいいようのないものです。そんな中で交わされる不可思議な言葉を彼らは何とか理解しなければなりません。しかし話し言葉のガイドブックはありません。コミュニケーションの実に70％は非言語です。残りの30％の言葉だけでは十分な情報を得ることができません。この点では誰も責められるべきではありません。ASの人にも、彼と生活を共にしている人にも責任はありません。これは私がカウンセリングを行っているすべての人に発しているメッセージです。このメッセージを理解するのは両者の幸せのために非常に大切です。

　進展や変化をもたらすことは可能です。ASの人たちの知能は平均を上回っていることが多く、論理的かつ実際的な方法で、「世の中には言ってよいことと言ってはいけないことがある」と学習できます。話す前に考えることができるようになります。人を傷つける言葉があることも理解します。2人の関係を大切にし、もっと良くしたいと願っているAS男性は、実際に複数の面で改善を示すことができます。彼に必要なのは時間、意欲、動機付け、パートナー女性に必要なのは大きな忍耐と理解です。

　AS男性が「なぜ自分は違うやり方をしなければならないのか」を感情レベルではなく実際的なレベルで理解できると、改善が見られることが多くなります。例えば、ある男性は奥さんに一度も花を買ったことがありませんでした。「お金の無駄だと思う。花はすぐに枯れて、ごみ箱行きになるのだから」と彼は言いました。花を買うことを完全に実際的な見地でしか見ていませんでした。確かに花は枯れて、ごみ箱行きになります。しかしそれがポイントではありません。花はもらった人に喜びを与えるということが大事なのです。

　「わかりました」と私は彼に言いました。「では、昨日の夕食について話しましょう。夕食は何でしたか」

「魚、ブロッコリー、ベイクドポテト」

「おいしそうですね。満足しましたか」

「ええ。魚は鮭でした」

「彼は鮭が大好きなんです」と奥さんが口をはさみました。

「鮭を焼いてあげると喜ぶんです」と彼女は言いました。

「それじゃあ、昨日は奥さんが夕食を作ったのですね」と私は確認して続けました。

「奥さんはお店に行って、あなたの好きな魚を買って、それをブロッコリーとポテトと一緒に料理をしました。あなたはそれを全部食べました。満足して、奥さんに大事にされていると感じましたか」

「ええ」

「今その夕食はどこですか」

「どこって……トイレの中でしょうね」。彼はためらいながら答えました。

「じゃあ、奥さんも食事を作ってあなたに食べさせたのはお金と時間の無駄だと思っているかもしれませんね。あなたが花を買うことについてそう言ったように」

「ええっ、それとこれとは別ですよ」と彼はすかさず言いました。

「妻がそう思わないとは限りませんが、これは別の話です。僕は食事をしなければなりません。食べなければ飢え死にしてしまいます。でも彼女が生存していくのに花は必要ないじゃありませんか」

「奥さんの心のニーズはあなたの身体のニーズとまったく同じなのですよ」と私は説明しました。

「彼女の心にも栄養やケアが必要なのです。その方法の1つが、ときどきお花を買ってあげることです。あなたには彼女への思いがあり、彼女を幸せな気持ちにできると表すことなのです。奥さんはその面であなたにケアをしてほしいのです。あなたには同じニーズがないので、そうするのが難しいのはわかります。でも今、それが大切な理由がおわかりになったでしょう。彼女のニーズはあなたのニーズと違うことも理解できるはずです。彼女を幸せにしたいと言っていたではありませんか。お花を買ってあげる

ことは一例ですが、それで奥さんを幸せにできるのですよ。あなたがそうすれば、奥さんはきっと心のエネルギーが増えたと感じて、あなたの身体的なニーズを満たしてあげようと思いますよ。大好きな魚も焼いてくれるでしょう」

　その翌週、彼は花束を買って帰りました。翌月の奥さんの誕生日にも買いました。彼は自分が納得できる視点で物事を考えたかっただけなのです。一旦理解すると彼は積極的に行動に移すことができました。

　AS女性は自分が開示したことをパートナーはなかなか理解してくれないと感じていました。あるAS女性は「私は自分が感じていることを何日もかけて説明しようとするのに、彼は24時間以内に私の言ったことを全部忘れてしまう」と話していました。AS男性同様、AS女性の多くがパートナーに対して「教えた情報を私の不利に使うかもしれない」という不信感を抱いていました。しかし個人的なことを聞かれてもAS男性のように「脅されているようだ」とは思わないようでした。実際、AS女性のほとんどが自分自身について非常にオープンで正直でした。パートナーにも自分がどう感じるかを一生懸命説明しようとしていました。パートナーの無理解には大きな失望を表していましたが、開示した影響や結果に関しては恐れや後悔を抱いていませんでした。

キーポイント

☐ 自分自身の情報をパートナーに開示できると感じるAS男性は少ない。

☐ AS男性は「パートナーから直接的なことを聞かれると脅されているように感じる」と述べている。

☐ 打ち明けたことは何でもパートナーに批判の材料にされると思っているAS男性もいる。

☐ デリケートな応答が求められる質問や打ち明け話に対してAS男性は率直に正直に答えることがある。その正直さはときには残酷なものにもなる。

☐ AS男性も定型発達女性も「交際当初は自分自身について打ち明けることができた」と述べている。

☐ 定型発達女性の大半が「打ち明けることはできるが、その話を彼はめったに理解してくれない」と述べている。

☐ AS男性の「気持ちが聞こえない」という状態は、感情に関する告白を聞いたり理解する力の弱さに原因がある。

☐ コントロール力の維持はAS成人には不可欠である。

☐ AS女性のほとんどは自分に関してオープンで正直であり、パートナーに個人的なことを打ち明ける際、脅威は感じない。

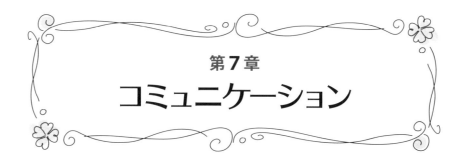

第7章
コミュニケーション

　調査に協力してくれたすべてのカップルが、2人の関係の内外の問題としてコミュニケーションの難しさを第一に挙げています。パートナーとのコミュニケーションがうまくいかないと、誤解、口論、自尊心の低下、フラストレーションが生じやすくなります。相手がまるで違う言語を話しているようだという不満もよく聞かれます。カウンセリングで私はしばしば通訳の役割を果たすことがあります。

　コミュニケーション力の弱さはASの大きな特徴の1つです。これがカップルの問題の上位に挙がっているのはもっともです。コミュニケーションの問題は言語・非言語両方の面で現れることがありますが、特に非言語の領域では顕著になります。

　しかし中には、言語コミュニケーションはそれほど苦手ではないAS男性もいます。彼らは自分の仕事や興味に関しては苦手どころか非常に饒舌に延々と話し続けます。好きな話題について話すときの彼らは、興味深く楽しい人物に見えます。言葉をたいへん明確に、また表現豊かに使う男性もいます。彼らは言語の知識が豊富で、一般的にあまり聞かない単語でも使いこなしています。このような男性はコミュニケーションがとても上手な印象を与えます。実際にASパートナーの初対面の印象として「おしゃべりで、ウィットがあり、表現がうまい人」と述べた女性が数人いました。興味深そうな人に見えるので周囲の尊敬を集めやすく、力と知性がある印象を与えます。

また、言葉のアクセントや言語の習得が得意な人もいます。話し方を真似るのがうまく、冗談を言ったり方言を話す人の真似をすると、周りから何と愉快な人だと思われます。外国語をすぐに覚え、別の国に行っても現地の人に違和感を与えないほど流暢(りゅうちょう)に話ができるAS者もいます。ASの人たちの多くが、特に女性は演技に秀でており、物まねが上手です。自閉症の子どもたちは声をよく真似します。模倣の力は自閉症の特性の延長上にあるのかもしれません。一方、定型発達の女性にとってAS男性の物まねは苛立ちの元になることがあります。人をけなしているように見えるからです。パートナーに笑い方をしょっちゅう真似されるのがいかに不愉快かを語っていた女性もいます。確かに彼女は変わった笑い方をしますが、パートナーは彼女が笑い終えると待ちかねたように真似をするのです。まるで自分の一部が盗まれたような気持ちになると彼女は言っていました。

　AS男性全員が話好きなわけではありません。おとなしく恥ずかしがり屋でコミュニケーションをとろうとせず、ほとんど話さない人もいます。たいてい彼らは「コミュニケーションが苦手なのは自分が内向的だから」、あるいは「自信がないからだ」と考えています。しかし私は、あるカップルと話をして必ずしもそれが理由ではないことがわかりました。その夫婦はたくさんの悩みを抱えてカウンセリングにやって来ました。中でも一番大きな問題は互いにコミュニケーションがうまくとれないことでした。「彼は私に話しかけようとせず、何日も無言でいることがあるんです」と女性は訴えました。「さびしくて腹が立って頭がおかしくなりそうなくらいです」。彼女が話す間、パートナーの男性は黙って聴いていました。反応も意見もまったく出ませんでした。彼は非常におとなしく内向的で、コミュニケーションに深刻な問題があるという印象を与えました。

　ところが話を彼に向けてみると、意外にもごく自然な反応が返ってきました。口数は少なかったものの私の質問にも答えてくれました。次に仕事について聞いてみました。彼はコンピュータの研究者でした。仕事の話になると彼は急に生き生きとした表情になり、最近ある発見をしたのでそれをぜひとも試してみたいと語り始めました。試した結果をどう推測してい

るかも説明していました。私はその分野にいくらか知識があったので、何とか彼の話についていくことができました。興味深い意見や適切な質問を出すこともできました。すると彼はますます勢いづきました。関心がある話題ではコミュニケーションや対話のプロセスに問題はまったく見られませんでした。しかし彼は私との会話に奥さんを一瞬たりとも入れませんでした。私が奥さんに意見を促しても、彼は完全に無視しました。「どうして奥さんとコミュニケーションをとらないのですか」と尋ねると、彼は「意味がないから」と答えました。「どういうことですか」と聞き直すと、彼は冷たく「まったく話さないほうがましです」と言ったのです。奥さんはとても傷ついた様子で「ひどすぎる。私がどれだけ話しかけてほしいか知っていてそんなことを……」と言いました。彼はさらに「彼女と会話するなら何も話さないほうがましです」と繰り返しました。「どうしてそう思うのですか」という質問には「彼女は僕が話をするほど知的な人じゃないから」と答えました。奥さんはますます傷ついていました。彼女は非常に知性的な女性でした。

　より深い説明を求めると、彼は「彼女は僕が話したい話題を理解しないし、ときどき僕の仕事の本質を侮辱するような応答をするのです」と言いました。「なぜ奥さんの話に入っていけないのですか」と聞くと「どうして僕が彼女の話に入らなくちゃならないんですか。料理や子どもや彼女の友だちの話には何の興味もありません」と答えました。

　この男性は自分の視点からしか物事を見ていませんでした。自分では奥さんにひどい仕打ちをしたり、意地悪をするつもりなどないと言っていましたが、彼が発したメッセージは明らかに残酷としか受け取れません。彼自身は、ただ正直に言っただけであり、なぜ奥さんがそんなに怒っているのかがわかりません。「妻とは興味があまりにも違い過ぎるので、彼女の世界について話したり、そこに入ることはできません。僕にとってはつまらない、どうでもいい世界なので」。これが彼の言い分です。また、「彼女には僕の好きな話をしてほしいとは思っていない。どうせ僕が知っている以上の話はできないのだから」とも言っていました。他に特に話したいこ

ともない、だから話さないのです。

　「自分の興味のあることだけ話したい」という欲求に加え、「変なことを言ってしまうのではないか」という恐れがあるAS男性もいます。特に話題が気持ちに関するデリケートな内容になるとそう感じるようです。彼らはこの恐れに2種類の方法で対応します。1つ目は強い怒りや苛立ちを表し、それを利用してパートナーを黙らせる。2つ目は自らが内に引きこもる。カップルと話をしているときに私はそのプロセスを何度も目撃してきました。話題が「気持ち」に移行するのをAS男性は意識します。パートナーの女性がだんだん感情的になり、そのうち自分も気持ちについて話すように求められる、とわかるのです。彼らはさまざまな方法で不愉快さを表します。答えに時間をかける、「うーん」とか「あー」を連発する、言葉を非常に慎重に選ぶ、考え抜いたことしか言わなくなるなど。座ったままそわそわしたり、両手をこすり合わせ始める人もいます。この時点でAS男性は怒っているか、あるいはまったく無言になるかのいずれかです。

　AS者と定型発達者の脳の処理の違いについては先にも述べましたが、ここでもう一度書いておきます。ASの人は他者の気持ちを読み取ったり、他者の気持ちになって考えなければならない問題を出されたとき、そのためにデザインされている脳の部位を定型発達者のように使うことができません。代わりに論理的・実際的な問題解決に使われる部位を用います。洞察思考を要する問題には論理的・実際的なルートでしか答えを導き出せないのです。本来とは異なる解決方法を使って正しい答えを出そうとするのは本当にたいへんなことです。これまで試行錯誤を繰り返してきたAS男性は「自動的に出た自分の答えは相手に喜ばれない」と学習しています。自分の応答が他者の怒りを引き起こすこと、パートナーの苛立ちと反発を買うことに彼らは気づいています。しかしそれは彼らの意図することではありません。それでパートナーの反応を直接的な批判や攻撃だと見なすのです。

　カップルの会話が破綻する理由はここにあります。定型発達の女性は「自分が言いたいことを彼にわからせるのは不可能だ」という気持ちになりが

ちです。その結果、両者共に強い苛立ちを感じるようになります。相互作用の意味はすべて混乱と感情の海に流されて消えてしまいます。多くの定型発達女性が「彼と私は違う言語を話しているようです。互いに相手の言うことがまるで理解できないのです」と語ります。

　苛立ちが高じて、絶望の淵に立っている女性も少なくありません。彼女たちはこう問いかけます。

> なぜ彼は気持ちの話ができないのでしょう。
> なぜ彼は私の言いたいことを理解しないのでしょう。
> なぜ簡単なことが最後にはあんなに複雑になってしまうのでしょう。
> なぜ彼は私の言うことに耳を傾けないのでしょう。
> 私が助けになろうとしているとき、なぜ彼は私が批判ばかりすると責めるのでしょう。
> なぜ彼は無神経な言葉で子どもたちや私を傷つけるのでしょう。

　彼女たちの疑問はまだまだ続きます。興味深いことに、状況やAS男性について大勢の女性がまったく同じ発言をしています。コミュニケーションの問題は定型発達のパートナーにとって非常に深刻なのです。AS男性にとってはどうでしょう。この問題については次章に続きます。

キーポイント

- □ コミュニケーションの悩みはASパートナーとの関係における第一の問題として挙げられている。
- □ AS男性の言語コミュニケーションのレベルにはかなり個人差がある。
- □ AS成人の中には物まねが非常に得意な人がいる。この力は楽しいことにもつながるが、パートナーにはつらい思いをさせることがある。
- □ 必要に迫られない限り妻と一切コミュニケーションをとらないAS男性もいる。
- □ AS男性は自分の気持ちについて話すことを非常に難しいと感じている。
- □ AS男性も定型発達のパートナーも、相手が違う言語を話しているように感じることが多い。
- □ 定型発達のパートナーのほとんどが、AS男性とコミュニケーションをとろうとするときの気持ちを同じ言葉で表現している。

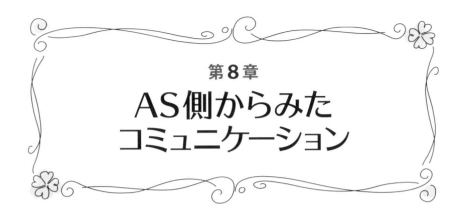

第8章
AS側からみたコミュニケーション

　AS男性に「パートナーとの間でコミュニケーションの問題はどのくらいあると思いますか」と聞くと、他の質問では得られないような長く詳しい答えが返ってきます。調査に協力してくれたAS男性は1人残らず、これが一番の問題だと答えていました。そして彼らのほとんどが原因は自分にあると思っていました。しかし中には「自分の発言や言い方に対するパートナーの反応が問題の大部分を占めている」と考えている男性もいました。誤解するのは彼女のほうだという意見もあります。コミュニケーションではAS男性の多くが「やり玉に挙げられ、批判を浴びせられる」と言っていました。「彼女は僕を変えようとする」と不満も聞かれましたが、彼ら自身は何をどう変えるべきなのかまったくわからないと感じていました。

　「パートナーに大きく誤解されている」と思っているAS男性はかなりの数にのぼります。「答えるときの声のトーンが変だと妻にしょっちゅう文句を言われる」と語った男性がいました。奥さんは彼の発言によく腹を立てるのですが、彼には怒らせるつもりはまったくありません。「妻は僕の話し方が嫌なんです。でも僕は他の話し方は知りません。声が2つあるわけではないのですから」と彼は訴えました。「妻は僕を変えたがっていますが、声を変えることなどできませんよ」

　「それはさぞかし苛立つことでしょうね」と私は言いました。

　「そうなんです」と彼は語気を荒げました。「おまけに謝ってほしいと言

うんです。身に覚えのないことを謝れと言うんですよ。僕は謝りません。すると言い合いはずっと続きます。僕には自分がしていないことを謝る気はありません。彼女こそ悪気がないことに怒るくせに謝らないんですから」
　この男性は「自分ではコントロールできないようなことを変えてほしいと期待するなど不当極まりない」と思っていました。
　パートナーから「あなたって退屈な人ね。会話になるような面白い話題を思いついたことがない」と言われたことのあるAS男性は3人いました。彼らはどうしたら面白い話題が見つかるかは知っていました。パートナーからアドバイスをもらっていたからです。いつもとは違う分野の本を読む、新聞を読む、大学で聴講する、新しいことに興味をもつ。自分を変えるにはどんなことが役立つかはわかっているのに、実行に移した男性は極めて少数でした。興味がまったくない、あるいはほとんどない話題に集中することはASの人たちにとって非常に難しいのです。興味の範囲が狭く、また固定されているためです。自分が選んだ分野や話題に関しては精通していても、それ以外のことにはまったく興味を示さない人もいます。
　他の話題に無関心だと人付き合いに問題が生じることがあります。ASの人たちはたいてい無関心を隠そうとしません。会話の様子を観察したところ、AS者は話題が自分の興味のないことに移ると、スイッチを切ったように無関心になりました。それだけではなく、相手が話しかけているのに、その場を立ち去った人もいました。このような態度はパートナーとの会話でも見られます。彼女が興味のないことを話し始めると、耳を傾けず、話題を変えようとするでしょう。それでも彼女が同じ話題を続けるなら、やはり立ち去ってしまうかもしれません。
　会話の妨害を論点にしたAS男性が2人いました。彼らはパートナーからしょっちゅう「人の話の邪魔をする」と咎（とが）められて不満を抱いていました。会話で自分の興味のない話が出ることはよくあります。ほとんどの人たちは礼儀を尽くし、我慢してその話に耳を傾けます。特に人前ではパートナーの話の腰を折らないようにします。ところがAS男性の中には常にパートナーの発言を妨げたり、論議を始める人がいます。パートナーは次

第に不愉快になり、おそらく怒りも覚えるでしょう。しかしAS男性は一貫して、そのような彼女の反応はまったく理不尽だと言っています。「重要で的を射た意見があるのにそれをすぐに言わないと話題が変わって、みんな貴重な意見を聞き損ねることになるじゃないですか」と語った男性もいます。

　ここでも他者の視点に立つ難しさが問題となっています。もしかすると会話をしている人たちは彼の意見を必要としていないかもしれません。特に藪から棒に言われれば困ってしまうかもしれません。一方、彼は「今発言をしないとみんな貴重な意見を逃してしまう」と考え、「僕がそう思うからみんなもそう思うはずだ」と結論づけるのです。このような内省的な考え方はASによるところが多く、この男性も「自分は他の人たちの利益を深く気にかけている」と信じていました。

　AS者が話題を自分の大好きなことに変えるときにも同じ論理がはたらきます。誰かがAS男性に好きな話題について尋ねたとたん、そばにいたパートナー女性がパニック寸前になって、何とか話をそらそうとする様子を私は何度も目にしたことがあります。そこで話がうまく切り替わることはめったにありません。AS男性は彼女の言うことを聞かず、話題を変えようとしていることさえ気がつかないでしょう。

　「あなたは人の話を聞かない」とパートナーから非難されると語ったAS男性も数人いました。自分はまったく聞いた覚えがないのに、パートナーから「前に言ったでしょう」と責められると言うのです。カウンセリングに来た定型発達女性の多くがASパートナーの「選択的聴力」の問題を挙げており、それがカップル間の意見の不一致を招いていました。おそらく高い確率で彼女たちはAS男性にきちんと情報を伝えています。しかし彼らは言われたことを一切覚えていないと言います。メッセージが長期記憶にまで達していないのでしょう。

　情報を保持するには、脳の中でメッセージが符号化されて長期記憶の保管場所に届けられなければなりません。長期記憶とはメモリーバンクに溜まった記憶をカテゴリーごとに分類して必要なときにはいつでも引き出せ

るようにする脳の図書館のようなものです。情報は長期記憶にいく前に、まず短期記憶を通過します。長期記憶と異なり、短期記憶は秒単位の保持しかできません。相手の話に耳を傾けず、情報が符号化されないとメッセージは長期記憶に届きません。そのため後で探っても出てこないのです。

　言われたことが長期記憶に至らない理由はたくさんありますが、その１つは注意の散漫です。気が散ると話に集中することが非常に難しくなります。アラン・ピーズとバーバラ・ピーズの著書『話を聞かない男、地図が読めない女』(主婦の友社　2002)によると、男性は特に気が散りやすく、一度に複数のことをするのが苦手です。ASの場合はこの問題が増大するようです。パートナーが話しているときに気を散らせるものがあると、AS男性は話に集中できなくなります。

　例えば、ある女性が夫に「夕方お母さんを迎えに行くことになっているから」と告げました。その日は彼女の母親の誕生日で、レストランに連れて行く予定を立てていました。「ベビーシッターが来る前に子どもたちの寝る支度をしたいから、今日は早く帰って来てね」と彼女は朝食の席で夫に頼みました。夫は彼女の真向いに座っていました。彼女の言ったことを聞いて了解したように見えました。しかし彼はその日早く帰って来ませんでした。ようやく帰宅した彼は妻の訴えを聞いてもまったく理解せず、「そんなこと言わなかったじゃないか」と逆に彼女を責めました。間違いなくメッセージを伝えていた妻はそれを聞いて激怒しました。これは姑(しゅうと)に会うのを避けるための策略だと思いました。その晩は誰にとってもさんざんな夜になりました。妻は「きみはわざと意地悪なことを言っている」と責める夫に怒り、夫は聞いた覚えのないことを「ちゃんと話した」としつこく主張する妻に腹を立てました。とばっちりを受けた母親は可哀想に外出できませんでした。

　なぜ彼には奥さんの言ったことが聞こえなかったのでしょう。１つ目の理由はラジオです。彼女がメッセージを伝えていたときラジオがかかっていました。２つ目は一緒に朝食をとっていた子どもたちです。彼は、末の娘が着替えたばかりの服に飲み物をポタポタとこぼすのを見て気になって

いました。3つ目はある人に電話をしなければならないと思い出したことです。その日彼にはどうしても試したい新しいコンピュータプログラムがありました。それを持ってきてほしいという電話を仕事に出かける前にしなければなりませんでした。これらのことに注意が散乱した結果、感覚のオーバーロードが起こりました。奥さんの言うことは彼のバリアを超えることはできませんでした。言葉は聞こえていても、メッセージは長期記憶まで届きませんでした。そのため後からそのメッセージを探しても見つからなかったのです。

　カウンセリングの場で私はよくASの人に「私の言ったことを繰り返してください」と頼みます。そうしてもらうと彼らがメッセージを私の意図通りに理解しているかどうかがよくわかります。パートナーにとって毎回そのようにチェックするのは面倒で時間もかかります。しかし前述のエピソードのようなことを避けたければ、ぜひしたほうが良いでしょう。

　コミュニケーションに関しては40％のAS男性がパートナーから「あなたは深い内容や重要なことを話し合おうとすると拒否する」と言われ、非難されているように思っていました。彼らは確かに深いことは話さないと自分で気づいてはいましたが、パートナーから「あなたには感情がない」とほのめかされているようにも感じていました。一般的にAS男性は、感情そのものや気持ちの理解にまつわる話題は苦手です。まったく話せない人もいます。しかしこれは彼らに感情がないからではありません。ASの人たちにも感情はあります。しかし彼らが抱く感情はあくまで自分に対するものであり、他者の気持ちに共感することはとても難しいのです。そのためASの人は自分自身の気持ちを頼りに他者の感情を想定します。そのときの自分の気持ち、あるいはかつて似たような状況で自分がどのように感じたかを思い出して、それを土台に判断するのです。たとえ状況はそっくりでも相手は全然違う気持ちかもしれないという考えはありません。

　もう1つ、複数のAS男性が挙げたことに、「もしこうなったら私はどう思うか知ってほしい」というパートナーの期待がありました。具体的なエピソードを紹介しましょう。関係が始まった初期の段階で、金銭面では

互いにオープンで正直でいようと決めていたカップルがいました。2人は小さな会社を経営していました。仕事でも家庭でも経済的なことは主に彼女が仕切っていました。彼女はパートナーを心から信用していました。彼が信頼を裏切るとは夢にも思っていませんでした。そのため彼がネットショッピングで借金を重ねていたことを知って大きなショックを受けました。彼女に問いただされると彼は「そんなに浪費しているとは気づかなかった。借金は必ず返済する」と答えました。借金について彼がこれまで一言も話さなかったことを彼女は裏切りのように感じました。あれほど固く約束したのにこんな問題を起こした彼に失望もしました。しかし彼も彼女がひどく怒っていることに強いショックを受けていました。彼女は「あなたには思いやりがない。私の気持ちを考えない」と言って彼を責めましたが、お金を使いすぎたことをどうしてそんなに怒っているのか彼にはわかりませんでした。私にこの話をしたときも、彼はまだ理解していませんでした。

　彼らは互いに自分の思いを正当化していました。借金が発覚すれば彼女がどう思うかを彼は考えませんでした。この点では彼女の言い分に間違いはありません。しかし彼が彼女の気持ちを考えなかったのは、思いやりがないからでも、冷淡だからでもありません。2人にとって初めての状況でパートナーが感情的にどう反応するのかを彼は想像できなかったからです。お金についてオープンで正直にいることが彼自身にとってどれだけ大切かは彼女から聞いていましたが、彼女の気持ちを推し量ることにはつながりませんでした。今まで経験したことのない状況で彼女がどう反応するかをあらかじめ論理的に知る図式は彼の中にありませんでした。この問題も直接ASに由来するものだと言えるでしょう。

　パートナーに対する共感性のなさは、AS男性を非常に無神経で冷たい人間に見せることがあります。彼らはおそらく何度となくパートナーからそう言われてきたでしょう。その結果、また何か間違ったことを言うのではないかという恐れが生じて、自分の気持ちを表現したり感情について話すことを一切避けるようになります。奥さんが感情に関する話を始めると

怒ることにしていると言ったAS男性もいます。怒ると奥さんはその話題を持ち出さなくなるからです。「彼女の期待に添えないとき、自分を無力に感じるのでそうしてしまう」と彼は言っていました。奥さんに直接怒りをぶつけることで、彼は会話をコントロールしようとしていました。主導権を握ることが自分には必要なのだと彼は言っていましたが、その行動がパートナーと2人の関係にどれほど大きなダメージを与えるかについてはまったく気がついていませんでした。カウンセリングを何週間も重ねてようやく彼は、感情的な会話に対する自分の思いに別な方法で折り合いをつけられるようになりました。会話の仕方を改善するには2人で自分たちのパターンを変えなければなりませんでした。良い関係を作りたいと共に望むことも必要でした。2人の関係に対するコミットメント、関係がうまくいくようにという願い、ASとその影響への気づきは順調な関係を育むための必須事項です。とりわけコミットメントと願いがなければ、何も変わりません。

　コミュニケーションが円滑になるかどうかは、言葉の選択にも大きくかかっています。ある男性は奥さんから「バスルームの壁に鏡をかけられる？」と言われたとき、いかに腹が立ったかを話し始めました。「妻は明らかに僕が何もできないと思っています」と彼は言いました。彼のプライドは深く傷ついたのですが、奥さんには理由がわかりません。「奥さんの頼み事にどうしてそれほど防御的になるのですか」と聞くと彼はこう言いました。「どうしてって、彼女は僕が壁に鏡もかけられないと思っているんですよ」。そばにいた奥さんはそんなつもりで言ったのではないと反論しました。「鏡をかけてくれる？」ではなく「かけられる？」と言ったことで誤解が発生したのです。「かけられる？」という表現から、彼は能力を疑われていると感じました。一方「かけてくれる？」ではその作業をしてほしいという意図が明確です。たった一言や一文字の違いでも、ASの人にとっては解釈が大きく分かれることがあります。

　40％のAS男性がパートナーとのコミュニケーションで力不足を感じており、さらにその無力感に対処する方法を見つけていました。ある人はパー

トナーを責め、ある人は自分自身を責めるのです。問題をASのせいにする人はほとんどいませんでした。ASがコミュニケーションに与える影響を知らない男性が多いのもその理由の1つです。ASへの理解がなければ、責任は自分かパートナーに向けられることになります。

「妻とはまったく話さない」と言ったAS男性がいます。以下は彼との対話です。

AS男性	「彼女はいつも自分の気持ちをわからせようとします。問題のきっかけを理解しなさいと言うのです」
私	「たぶん奥さんは状況が良くなるようにとそうしているのでしょう。あなたが彼女の視点に立って判断できるように手助けをしているのではないでしょうか」
AS男性	「そうじゃなくて、妻は僕を陥れようとしてそうしているんです。無力だと思わせたいのです」
私	「どうしてそう思うのですか」
AS男性	「不可能なことを求めてくるからです」
私	「どんなことですか」
AS男性	「どうして私の気持ちを見ようとしないのかと言うんですよ。そんなこと不可能です。無理ですよ。彼女はただ僕をやりこめたいんです。自分に問題があると認めたくないから僕は彼女と話をしません」

ASの人はメッセージを字義どおりに解釈することがあるので、定型発達者は言葉を注意深く選ばなければなりません。この男性は「どうしたら気持ちが『見える』のですか」と真面目な顔で聞きました。

字義通りの解釈はASの特徴です。これもさまざまな誤解を招き、カップルのコミュニケーションを難しくする一因になっています。

AS女性もコミュニケーションの問題を抱えています。しかしその原因に対する考え方はAS男性とは非常に異なっています。ある女性は「パートナーにわかりやすく伝える力がないから問題が起きる」と答えていました。

第8章 AS側からみたコミュニケーション

彼女は「私のコミュニケーションのやり方に彼は何の問題も感じていない」と確信していました。この意見は私が出会ったAS女性の半数以上に共通していました。「彼は私の言うことを聞こうとしない」、「言ったことを覚えていない」、「彼はコミュニケーションをとろうとするとき、おかしなことを言う」、「すごく傷つくような無神経なことを口にする」という意見もありました。

感情についてうまく話せないことでパートナーから責められたり、批判されたというAS女性は1人もいませんでした。これは先に挙げたAS男性の報告とは大きく違っていますが、彼女たちのパートナーもまたASだったためだと考えられます。彼らがパートナーの女性に求めることは、定型発達の女性がAS男性に期待することとはまったく異なるのでしょう。

この調査結果からは、AS者同士のカップルでもコミュニケーションは一番の問題であることがわかります。また、AS男性のパートナーはASであろうとなかろうと「彼は話を聞いてくれない」あるいは「応えてくれない」と述べています。

メッセージが誤解されたり、耳に入らない理由には、非言語の合図を読み取る難しさも挙げられます。なめらかなコミュニケーションに非言語の合図は欠かせません。定型発達者は非言語の合図のやりとりをごく自然に行います。しかしASの人たちはそれがなかなかできません。カップルにとってこれは破壊的な問題につながることがあります。

キーポイント

☐ AS男性はコミュニケーションが2人の関係で一番の問題だと思っている。

☐ 多くのAS男性がコミュニケーションの面で批判や非難の的になっていると感じている。

☐ パートナーから「退屈で、面白い話のできない人だ」と批判されているAS男性がいる。

☐ 「会話の邪魔をする」と咎められているAS男性もいる。

☐ 多くのAS男性がパートナーから「話を聞かない」と責められている。

☐ 定型発達女性からのメッセージはAS男性の長期記憶に達していないことがある。

☐ 多くのAS男性がパートナーから「気持ちについて話し合ってほしい」、「状況を仮定して私がどう思うかを予測してほしい」と期待されていると感じている。

☐ 多くのAS男性が自分はコミュニケーションの取り方が下手だと感じている。

☐ AS男性はメッセージを字義通り解釈し、真意を取り損なうことがある。

☐ パートナーもASで自分自身もASの女性は「コミュニケーションの問題はパートナーに原因がある」と述べている。

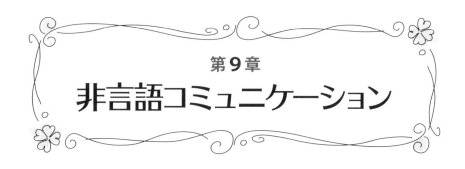

第9章
非言語コミュニケーション

　コミュニケーションの大部分は非言語によるものです。非言語コミュニケーションには、顔の表情、仕草、声のトーン、単語の強調、アイコンタクトなど、さまざまなものが使われます。言葉の裏に隠された意味に気づき、それを理解できるかどうかは非言語コミュニケーションの力に大きく関わっています。例えば、「もう、うんざり」という言葉はいろいろな言い方ができます。話し手が激怒しているのか、それとも落ち込んでいるのかは、文脈に加えて、声の調子や言葉の強調、ジェスチャーによってわかります。

　ASは非言語の合図の読み取りと発信の力に深刻な影響を及ぼすことが多く、人間関係のトラブルの原因にもなっています。はっきりと口頭で告げられない限りASの人はメッセージの真意をなかなか理解しません。奥さんに「大丈夫？」としょっちゅう聞くAS男性がいますが、それは彼女の身体言語や顔の表情を読み取れないからです。

　微妙な表情になると特に混乱しやすく、読み取りが難しくなります。笑顔や泣き顔はわかりやすいのですが、そこに皮肉や嘘があっても見破れません。定型発達者には身体言語を読む力がもともと備わっていますが、AS者の場合、身体言語に気づかないためコミュニケーションや人とのかかわりが、まったく思わぬ展開になってしまう恐れがあります。

　一方、驚いたことにASの男女の60％が「自分が非言語コミュニケーションに問題があるとは知らなかった」と述べています。この結果は「ASパー

トナーは非言語の合図を出したり読んだりするのが苦手だ」という定型発達者の意見と大きく食い違っています。

　しかし定型発達者が非言語コミュニケーションを当たり前のように使っていることを思えば、AS者が問題に気がつかないのも無理はありません。想像してみてください。これから何年も経って、あなたは突然「この惑星ではごく一部の人間を除いて皆テレパシーが使える」と気づきます。そして自分はそのごく一部に入っていることを知ります。しかし周りの人たちは当然あなたにも同じ力が生まれつき備わっていると思っているので、あえて問いただしたりしません。もちろんあなたも尋ねたことがありません。そのため、あなたは他の人たちにそのような力があるとは夢にも思わずに育ちました。テレパシーが使えないと、発言と非言語の合図を頼りに相手の思いを判断するしかありません。相手があなたに対してプンプンしていても、心の中が読めないので自分の何が悪かったのかわかりません。どうしたら真意がわかるのか、どうして言葉で伝えてくれないのか、とあなたは悩みます。テレパシーを使えるパートナーからは「あなたっておかしな信号ばかり出して、思いをきちんと送信してくれない」と責められます。送信してくれないと言われても、もともとそのような力がないからできないのです。努力によってある程度できるようになるかもしれませんが、他の人たちのレベルにはとても追いつきません。

　あなたはどう感じるでしょう。このように想像してみれば、ASの人たちにとってコミュニケーションの全プロセスがいかに戸惑いを与えるものかが理解できると思います。AS者の多くは自分には言語コミュニケーションの問題があると気づいています。話す、聴く、答える力はパートナーにも自分にも備わっているので比べて考えることができるからです。問題があってもいくらか克服できます。ところが定型発達者が自然に理解する微妙な非言語の合図には気づきません。指摘されて説明を聞かない限り、他の人にそのような読み取りの力があるとはわかりません。

　「僕は自分にそんな問題があるとは思いません」と言ったAS男性がいました。実際は彼の非言語コミュニケーションの力は非常に低いレベルでし

た。奥さんは「よくそんなことが言えるわね」と苛立ちと不信の眼差しを向けました。「私が言おうとしていることの半分も読み取らないのに」

「口に出して言わなければわかるわけがないじゃないか。わざと隠しているのにどうやってわかる」と彼は反論しました。

「まあ、隠してなんかいないわよ！ 私はみんなから表現豊かだって言われてるのよ。みんな私の気持ちをわかってくれるのに。わからないのはあなただけよ。私の気持ちなんてどうでもいいんでしょう」と彼女は続けました。

男性は非常に防御的になり、「また僕を攻撃している」と言いました。

その後、私はこのカップルと長い時間をかけて非言語コミュニケーションの問題を話し合いました。すると少しずつ良い変化が現れてきました。奥さんは思ったことを口に出すようになり、彼は基本的な非言語の合図を読めるようになりました。奥さんが悲しい顔や困った顔をしていたとしても、自分のせいとは限らないのだと理解しました。もし彼に原因がある場合は、奥さんが直接それを伝えることになりました。

直接的なコミュニケーションを心がけるようになって大きな安堵感を得た定型発達のパートナーはたくさんいます。はっきり言葉で伝えると相手は推測しなくて済みます。AS男性側も「僕に何かしてほしいとき、彼女は直接言ってくれる。察してほしいと期待したりしない」と知っていれば、大事な情報を逃しているのではないかと心配しなくなります。もちろんコミュニケーションの仕方をこれほど変えるのはパートナーにとって簡単ではありません。かなりの努力と忍耐が要求されます。思ったことを何でも口に出すのは不自然にも思えるでしょう。

一般的に私たちは自分のことをパートナーに自然に理解してほしいと思います。言わなくてもわかってくれるのは、親しさや愛情の証だと感じます。「彼は私のことをよくわかっている」、「私が落ち込んでいるときには何も言わなくても理解してくれる」、「彼は私について何でも知っているの。それくらい私を愛してくれている」というコメントを耳にすると、自分もパートナーからそんなふうに言ってもらいたいと思います。これは別

におかしなことでも非現実的なことでもありません。恋人や夫がいる女性の多くが望む極めて人間的な要求です。多くの定型発達女性がカウンセリングで「彼に理解してもらいたい」、「ありのままの自分を尊んでほしい、質を認めてほしい」と望みを訴えます。彼女たちのほとんどは直感力が優れており、それがパートナーや家族にとってプラスになる特質だと思っています。彼女たちは子どもががっかりしていたり、体調が悪いと直感でそれがわかります。パートナーが迷い事を抱えて悩んでいるときにも、それを雰囲気で察知します。「こんなときには何を言っても誤解されるだけだろう」とタイミングをはかることができます。彼女たちもパートナーに同じようにしてもらいたいのです。気持ちを読み取って理解してほしいのです。しかしAS男性はそうしないので、彼女たちはしばしば失望してしまいます。

　気持ちを読み取ってほしいというニーズは満たされないでしょう。そもそも読み取れないからです。読み取る力をわざと隠しているわけではありません。AS男性にはその力がないという事実を受け入れるパートナー女性は、愛情や思いやりの表現を別な形で探すようになります。つまりどれだけ自分の気持ちを読んでくれるか、どれだけ理解を示してくれるかといった面で相手の愛情を測らなくなります。気持ちを読み取れなくても愛情がないわけではありません。AS男性は別な方法で愛情表現ができます。実際的で積極的な方法が見つかるはずです。

　パートナーの女性は、彼が非言語コミュニケーションで苦労する理由には、声や顔の表情の乏しさもあるのではないかと思っています。調査に協力してくれたAS男性の10％が、パートナーからコミュニケーションがそっけないと苦情を言われていました。自分がつまらない人間であることを妻に詫びたと言った男性もいました。わくわくするような話題でも、話し方に感情や表現が伴わなければとても退屈な話になってしまいます。

　子どもの頃にASだとわかった人は、発声の練習や言語療法を勧められた経験があるかもしれません。声のトーンや表現力はこのようなセラピーによって改善されますが、大人になってからASの診断を受けた場合はセ

ラピーを受ける機会がなかったり、受けても効果が現れないことがあります。話し方や自己表現は、その人の雰囲気や装いと同じくらい第一印象を左右します。就職の面接や社交の場では特にそうです。仕事を得られるかどうか、新しい人間関係を築けるかどうかは話し方で決まることもあります。非常に有能で努力家のAS男性が自分の適性に合った職に応募し、トントン拍子で選考を通過したものの、最後の面接で落ちたという話を私は何度も聞きました。このパターンを毎回繰り返している人もいます。コミュニケーションと自己表現が苦手だと面接で良くない印象を与え、合格できません。これはASがもたらすつらい現実の一面でもあり、自尊心や自己価値に深刻なダメージを及ぼします。

　次の章では困難を抱えるAS者が社会的な場面をどのように切り抜けているか、またパートナーは2人の間に立ちはだかる問題にどう対応しているのかを見ていきます。

キーポイント

□ ASは非言語の合図を読み取って正確に発信する力に深刻な影響を及ぼすことが多い。

□ AS男女の多くは自分に非言語コミュニケーションに問題があると気づいていない。

□ 定型発達のパートナーはAS者が理解できるように、伝えたいことをはっきり言う習慣を身につける必要がある。

□ ASパートナーに気持ちを読み取ってほしいという定型発達者のニーズは満たされない。

□ 「コミュニケーションをとるときに表情が乏しい」とパートナーから指摘されているAS男性がいる。

□ コミュニケーションや表現が苦手だと能力に対して否定的かつ誤った印象をもたれることがある。

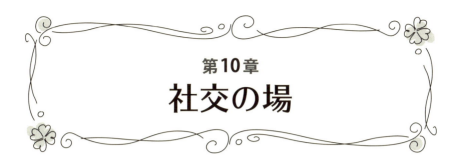

第10章
社交の場

　コミュニケーションと並び、社交もASの影響が大きく現れる領域です。多くのカップルが定型発達女性のユーモアのセンスだけを頼りにして微妙な状況を切り抜けています。
　ある女性が語ったエピソードです。彼女は家族と友人と共に、あるレストランで娘の16歳の誕生祝いをすることにしました。娘の友だちも招きました。夫が嫌煙家なので彼女は禁煙席を予約しました。レストランに向かう途中、夫は車にガソリンを入れたいと言い出しました。彼にはお気に入りのガソリンスタンドがありました。そこには給油用のゴム手袋が備えられているのです。ところがそのガソリンスタンドはレストランとはまったく逆の方向にありました。回り道をしているうちに予約の時間は過ぎてしまいました。車の中の空気は張りつめ、皆無言でした。遅れてレストランに着き、中に入ると、予約席にはすでに別なグループが座っていました。彼女たち家族と友人は喫煙席に案内されました。これから他の店に行けばもっと時間がかかります。彼女は夫を呼び寄せ、娘のために今日だけタバコの煙を我慢してほしいとささやきました。
　残念ながら隣のテーブルの人たちは全員タバコを吸っていました。彼女は夫の緊張が高まっていくのを感じました。彼は不愉快だと知らせるために、あからさまに両手をパタパタと動かし、煙を追い返していました。そして突然立ち上がり、隣のテーブルに行くと「私も家族も食事をしながら肺がんになるのはまっぴらだ。今すぐタバコを消すか、後ろの窓を開けて

くれませんか」と強い口調で言いました。その場面はまるでドラマの一コマでした。娘は2人の同級生の前でそんな行動をとった父親が恥ずかしくてたまらず、レストランを飛び出してしまいました。気の毒なのは奥さんでした。彼女はどうしたらいいのかわかりませんでした。隣の席の人たちと夫の間には険悪な空気が流れていました。彼女はせっかく来てくれた友人に申し訳ない気持ちでいっぱいになりました。誰かが呼んだレストランの責任者が彼女たちのテーブルに歩いて来ました。彼女は母親として娘を探し、慰めることしかできませんでした。娘はトイレで泣いていました。

　それから時が過ぎて、彼女はこのエピソードを笑い話にしていますが、娘さんには一生忘れられない出来事でしょう。

　ASの人たちに「社交に関して問題があると思いますか」と尋ねると、答えはさまざまでした。「まったくないと思う」が20％、「人付き合いは避けている」は40％でした。社会的相互作用はASが最も影響を及ぼす領域です。それを考えると、社交にまったく問題がないという答えは矛盾しているように思えますが、同時にASの特質の複雑さや多様性を表しているとも言えます。

　自閉症スペクトラムの症状の度合いが個人によって違うように、ASの主な障害の程度もさまざまです。コミュニケーションには何の問題もないのに、洞察力や共感性は弱い人がいます。一方、他の人たちといて比較的リラックスできるものの、自分からコミュニケーションをとろうとしない人もいます。ASは主にコミュニケーション、社会的相互作用、共感性の3領域に何らかの影響を与えますが、その度合いは個々によってかなり幅があります。中にはそのいずれかの領域にASの影響がまったく見られない人もいます。詳しい検査を受けない限り問題が明らかにならないのでASではないと誤解されるケースもあります。

　例えば、興味深い会話をなめらかに続けられるAS男性がいます。仕事や家族関係についてしばらく話しても、彼の自己表現やコミュニケーションにASの兆候はまったくと言っていいほど見られません。ところが「奥さんはどんな方ですか」と尋ねると彼は急に口を閉じました。「奥さんのど

んなところを愛していますか」と聞いても黙っています。表情がぎこちなくなり、唇はぎゅっと結ばれています。記憶の中にふさわしい答えを探す間、両目が上を向いています。そしてようやく彼は「そうですね。初めて会ったときには素敵に見えました。髪の毛が気に入りました」と言いました。この答えはどちらの質問にもやや的外れです。しかしリハーサルなしで彼がとっさに考えられたことはそれだけでした。

　この男性は自分の意見を言葉でうまく表現できるのですが、その力は、会話の主導権を握れるかどうか、あるいは話題が面白いかどうかに左右されます。AS者の多くが会話の内容を自分が話したいことや話していて心地良いことにしようとするのはそのためです。

　「人との交流ができるかどうか、あるいは状況に我慢できるかどうかは、その場で自分がどれだけ楽な気持ちになれるかにかかっている」とAS男性は述べています。人が集まる部屋に一歩踏み込んだ瞬間、私たちは状況を読み取ります。手持ち無沙汰にならないように、まっすぐ食べ物のコーナーに行くかもしれません。知っている顔を探したり、歓迎の微笑みを浮かべている人に目を留めるかもしれません。しかしASの人たちにとって社交の場面の読み取りは非常に難しく、誤解が生じやすいものです。他者の反応もうまく読み取れないため、自分が勘違いをしたり、誰かを不愉快にしていても気づきません。むしろ「僕はうまくやっている」と信じ込むことさえあります。

　本人にASの知識がなく、パートナーや他の人たちのアドバイスにも耳を傾けなければ、「人付き合いに何の問題もない」と結論づけてしまうでしょう。彼が意図せずに起こしたトラブルのせいで、恥ずかしい思いをしたり後始末をせざるをえないのはたいていパートナーや家族です。

　あるAS男性は私に「自分には人付き合いで困ったことは何もない」と言いました。しかし奥さんはそうは思っていませんでした。「彼はタバコやお酒が嫌いなのでダンスにもパブにもホテルにも行きません。好きな食べ物が限られているのでレストランもほとんどが論外なのです」と反論しました。全席禁煙で彼の好物を出すレストランはなかなか見つかりません。つ

まり奥さんはどこかに行きたいと思ったら1人で出かけなくてはなりません。家族や親戚のお祝い会や特別な集まりがあっても彼は出席しません。奥さんは途方にくれていました。彼には一緒に出席してほしいと思っていました。夫の欠席について言い訳ばかりするのが恥ずかしくてたまりませんでした。「人付き合いで困ったことは何もない」と言う彼の意見は、本人にとっては正直そのものの真実な答えでした。人付き合いをする場に行かないので困ったことがないのは当然です。彼はまた「僕はたいていの人が好きだし、人と話すのも嫌いじゃありません」と言っていましたが、これも本音です。この男性は何でも自分の視点だけで見ていました。奥さんの話は彼に恥をかかせるための嘘だと思い込んでいました。

　AS男性の多くが社交力に関するパートナーの意見を意識しています。私は彼らから何度もパートナーの批判について詳しい話を聞いたことがあります。パートナーから「あなたは他の人たちに失礼な態度をとる」あるいは「会話を邪魔する」と咎められたことがあると述べたAS男性は全体の15％でした。彼らは一人残らず「そうするつもりはなかった」、「わざとしたわけではない」と強い口調で訴えていました。

　ある定型発達女性の話です。彼女は晩餐会のために体にぴったりとした黒いドレスを買いました。晩餐会ではダンスも行われることになっていました。彼女は夫に「お尻が大きく見えないかしら」と尋ねました。「くるっと回ってごらんよ」と夫は言いました。そして一回りした彼女に「本当だ。すごく大きく見える」と答えたのです。奥さんが聞きたかったのはそんな言葉ではありません。「ありがとう」と彼女は皮肉を込めて言いました。夫はその口調に含まれた悲しみやあてこすりには気づかず、ただ「どういたしまして」と答えました。奥さんは夫の一言に深く傷つき、落ち込んでいました。しかし彼にはそれがまったくわかりませんでした。カウンセリングのときに話し合って初めて、彼は自分が間違ったことを言ったと理解しました。そして私に非常に示唆に富んだ質問をしました。

　「正直な答えを知りたくないのに、どうしてわざわざ聞くのですか。正直な意見を言わないのが社交上のルールなら、コミュニケーションをとって

も本当のことがわからないじゃないですか。お尻が大きく見えるかどうか妻はどうやってわかりますか。ややこしいったらありませんよ」

　このような見解を聞くと、いったい本当に正しいのはどちらだろうと思います。確かに社交上のルールには芝居がかったものが多く、相手の聞きたいことを言うという前提もあります。私たちの社会はこんなに自己中心的で不誠実だったのでしょうか。しかし私たちは不誠実とは言わず「嘘も方便」という表現を使います。一方、ASの人たちにとって「嘘は嘘」です。どんなに私たちが「方便」を説明したとしても「嘘」には変わりません。「嘘も方便」という言い回しはAS者の辞書にはありません。真実を聞くのは耳が痛いときもありますが、誰かに言われたことが本当だと知って新鮮に感じる場合もあるのではないでしょうか。

　ASの大人は「真実を告げるのがいつも正しいとは限らない。直接的なアプローチは避けたほうがよい」と学びますが、実行に移すのは非常に難しいでしょう。真実ではないことを言うのが苦手だからです。定型発達者の中にはうまく嘘やお世辞を言える人がいますが、AS者にはその力がありません。嘘を思いついて、それを本当のように話すこと自体が困難なのです。うまく嘘をつくには、話に合わせて声の調子や顔の表情、身ぶりを変えなければなりません。AS者が嘘をついてもすぐに見破られます。パートナーは皮肉だと思うでしょう。また、ASの人は無礼に見えることがありますが、おそらくわざとそうしているわけではないでしょう。

　もちろん、絶対にわざとしていないとも言いきれません。AS者も定型発達者同様に、状況をコントロールするために相手を非難したり軽蔑するような態度をとることがあります。あるAS男性は奥さんが女友だちと外出するのを嫌がっていました。彼はその友だちが奥さんに悪い影響を与えていると思っていました。ある日奥さんが寝室で出かける用意をしていると、彼がやって来ました。そして彼女を一瞥するとこう言いました。「きみにはがっかりしたね。そんな格好をするようになって。もっと上質なものを着ると思っていたのに」。奥さんはそれを聞いて驚き、ショックを受けました。そしてかなり強い口調で反論しました。その結果大ゲンカになり、

第10章 社交の場

互いに相手を傷つける言葉を放ってしまいました。

　カウンセリングで2人からこのエピソードを聞いたとき、私は奥さんに「そのとき何を着ていたのですか」と尋ねました。「スカートとシャツですけど」と奥さんは答えました。「具体的にどんな服でしたか」と聞くと、ミニスカートと襟ぐりの深いTシャツでした。私は男性に「その服装をどう思いましたか」と聞きました。彼は「初めて会ったとき妻はちょうどそういう格好をしていて、僕は惹かれました」と話し始めました。そのため彼は、奥さんが外出時にそのような服装をするのは男性を惹きつけるためだと思っていたのです。まして自分と一緒の外出ではないので、間違いなく他の男性の目を引くためだと確信していました。「僕に見せる格好と言えば、ぶかぶかのセーターと薄汚いジーンズ姿ばかりなのに」と彼はまるで被害者のように不機嫌な声で言いました。

　奥さんはとても魅力的に見えたのに、自分はハラハラとした不安な気持ちになったことを彼は口にしようと思いませんでした。言わなくても彼女は自動的にわかると思い込んでいました。出かける支度をしていた奥さんを見て、彼の頭の中では次のような図式が成り立っていました。「なぜおしゃれをするのか、その理由を彼女は知っている。自分がおしゃれな服を着ていることも当然知っている。そういう格好をすれば僕がどういう気持ちになるかも知っているはずだ」

　彼にとって感情移入は難しく、奥さんの気持ちを読み取って理解することができません。そのため2人のやりとりはしょっちゅう途中で崩れてしまいました。この男性も自分の観点からでしか状況を判断できません。また「自分は彼女の考え方をよく知っている」と信じて疑っていません。このような見解は、彼の個人的な経験と「彼女には僕の考えがわかる」という誤解に基づいています。

　社会的相互作用における誤解は頻繁に起こります。AS男性のふるまいや言葉が誰かを怒らせることはよくありますが、怒った人が指摘しない限り、自分の言行を振り返らないかもしれません。AS男性の考え方に即したわかりやすい方法で説明をすれば、間違いに気づくことがあります。し

かし上手に説明しなければ、意図せずとは言え失礼な態度をとったことを彼は認めないでしょう。自分の行動のどこが相手を怒らせたのか全然わからないので、問題があるのは自分ではなく相手だと思うでしょう。

　ある女性はこう話していました。「夫は人と話すのがけっこう得意なのですが、すごく無礼な態度をとることがあります。それでしょっちゅう他の人たちを怒らせてしまいます。もう話しかけてくれる人はほとんどいません」。実際にどんな態度をとるのかと聞いてみると、彼女はその前の週、夫と仕事がらみの夕食会に招かれたときの話をしてくれました。場所は彼女の友人宅でした。その友人は最近ツーリングにはまっていました。てっきりサイクリングだと思っていた彼は、オートバイだと聞いて動揺しました。オートバイは好きではなかった上、女性が趣味でオートバイに乗ることを受け容れられなかったのです。

　友人が「私、新しいオートバイを買ったの」と言うと、彼の顔に不快感がありありと現れました。両眉が下がり、口はわざとらしいほど曲がっていました。彼はひどいことは何も言いませんでしたが、その形相だけで十分無礼でした。友人は彼の表情を巧みにかわし、同僚に「同じようにオートバイが好きな彼ができたのよ」と話しました。すると彼は彼女を見て「振動する金属にまたがっているのに、どうして男性が必要なんだろうね」と言ったのです。そのとたん、場はしーんと静まりかえりました。沈黙は永遠に続くかのようでした。幸い友人はユーモアのセンスがある人だったので、その発言を笑い飛ばし、急いで話題を変えました。

　後から奥さんが問いただすと彼は「ジョークを言おうと思ったんだよ。それに車を運転するほうがずっと快適なのに、分別のある人がどうしてわざわざオートバイなんかに乗りたがるのか、さっぱりわからないね」と答えました。彼は無礼な態度をとるつもりはありませんでした。また自分の言動が誰かを不快にしたとは思ってもいませんでした。しかし心地悪さは感じていました。社交の場ではよく心地悪くなるが、どうしてかはわからないとも言っていました。

　人付き合いにおいて合図の誤読は双方にたくさんの問題を引き起こしま

す。AS者は居心地が悪くなり、何か問題があると感じるかもしれませんが、その理由はわかりません。自分が原因の一端であることにも気がつかないでしょう。ASの人たちにとって微妙な非言語の合図の読み取りは難題です。泣き顔、笑い顔、しかめ面などはっきりした表情はわかります。またなぜそのような表情をしているのか、理由を見つけようとします。例えば、彼女は悲しい映画を見ているから泣いている、子どもからカードをもらったので喜んでいるなど。ところが社交の場でパートナーが自分をじっと見つめているのに気づいても、AS男性は彼女が何を言おうとしているのかわかりません。彼女が「お願いだから黙って」と声に出さずに懸命に伝えようとしていても、おそらく「どうしてじろじろ見てるの」と大きな声で尋ねるだけでしょう。すでに恥ずかしく思っている彼女は、ますますいたたまれなくなります。

　自分の言動が的外れだったとわかったとき、あるいは指摘されたとき私たちはたいてい恥ずかしくなります。その気持ちは抑制剤のようなはたらきをします。恥ずかしい経験をすると私たちは内にこもりがちになり、自分のふるまいを意識するようになります。恥かしさがマイナスにはたらくと自意識過剰になることもあります。恥ずかしい思いをした経験がないように見えるASの人たちは大勢います。これは他者の思いを読む力がないことに関連しているのではないでしょうか。ほとんどの場合、自分の言動がトラブルの原因になったと気がつかないので、恥ずかしさを感じたり、表現することはめったにありません。恥かしさを知らない、あるいは感じないと想像してみてください。自分が他の人にいやな思いをさせていてもわからないでしょう。社交の場で自分が起こしたトラブルにまったく気がつかないAS男性といるとき、定型発達女性は窮地に追い込まれることがあります。周りの人たちは２人を避けるようになり、AS男性の孤独感、孤立感は一層増すかもしれません。

　あるAS男性は、誰かと初めて会ったとたん嫌悪感を覚えることがあり、それをどうしても隠せないと言っていました。「そういうとき、どう対処するのですか」と聞くと「たいてい無視します」と答えました。嫌悪感の

理由の1つは、相手の話し方や声のトーンにありました。相手の声に対する不快感を表していたAS男性は他にも何名かいました。声の特定のピッチが苦手なのです。彼らは我慢して相手の話を聴こうとせず、その場を立ち去ることがあります。

　AS男性は大声も苦手です。話し声が大きいと叫んでいるように聞こえるようです。それに対して身体的な反応が現れるのを私はカウンセリングのときによく目撃します。パートナーが声高に話し始めたとたん、AS男性の全身が緊張します。コミュニケーション上の問題も悪化します。顔の表情はますます乏しくなり、アイコンタクトが苦手な人は一層視線を避けるようになります。返事をしても自信がないのであやふやで、言葉がとぎれとぎれになりがちです。発言はよりぎこちなくなります。これらのサインを定型発達パートナーは見落とさないようにしなければなりません。2人きりのときだけではなく、他の人たちの前でも気をつける必要があります。ASの場合、不安が極端に高まることがあります。そうなると怒りを爆発させたり、完全に内に引きこもってしまうかもしれません。どちらの行動も状況をコントロールして、何とか大声を止めようという試みなのです。

　私が話をしたAS男性の中には、社交をまったくせず、人が集まる場や行事をことごとく避けている人もいました。彼らは「そういうところに行くと居心地が悪くなる。何を言えばいいのかわからないし、雑談の仕方も知らない」と言います。一般的に、雑談や儀礼的な会話はAS者にとってとても難しいものです。雑談ではどんな話題でも相手に興味があるかのようにふるまわなければならないからです。私たちは天気の話をしたり、相手の職業を聞いたりします。しかしそのようなありきたりな話はAS者にとって重要ではありません。彼らは自分の好きな話題だけを話したいのです。あるいは本当に話の合う人だけと会話をしたいのです。私はある男性から「どうしてみんないつも天気の話をするのですか」と聞かれたことがあります。彼は「天気は見ればわかるじゃないですか。見てわかることをどうしてわざわざ話す必要がありますか。周知のことをどうして互いに確かめ合うんですか」と言っていました。

自分の人生に無関係な人と話す必要はないと感じているAS男性もいます。彼らのかかわり方は動機によって変わります。自分にとって大切で関係が深いと思う人、あるいは直接人生に影響を与える人には何らかの努力をしてでもかかわりをもとうとします。しかし共通点がなく、知り合う必要がないと思う人とは会話をする意味がないと考えます。雑談には相手を和ませ、「私はこの人に受け容れられている」、「関連がある」と思わせる目的がありますが、AS者は会話の最中、相手の気持ちに気がつかないため、その目的を理解しません。とは言え、AS者は我儘で自分が一番だと考えているわけではありません。実際、この問題は我儘が原因ではありません。だからこそ彼らはそう思われるのがつらいのです。

　ASの人たちは論理的思考だけを頼りに、わけのわからないルールのある非論理的な社会を理解しようとします。彼らにとってそのようなルールは自然にわかるものではありません。人から言われ、学んで身につけようとしますが、すぐにできることではありません。世の中は複雑です。裏表のある発言、皮肉、暗黙のルール、隠された意図、沈黙の中で交わされる微妙なやりとりなどに満ちています。社交の場での人とのかかわり、またそこから生じるストレスや不安への対応はAS者にとって並大抵のことではありません。耐えきれずに一番近い出口に直行するかもしれません。それができなければ部屋の隅にひっそりとたたずむかもしれません。あるいはしゃべり続けたり会話を妨害して、人の話をコントロールしようとするかもしれません。いずれの行動も彼の対処法なのです。

　調査では20％のAS男性が他の人たちに好かれたい、受け容れてもらいたいという願いを語っていました。彼らは「誤解しているのはどうも相手ではなく自分らしい」と気づくことがあります。自分を受け容れてもらえない経験が続くと、うつや孤立感が生じる恐れがあります。特に思春期にはその傾向が強まります。親は十分注意を払う必要があります。適切な支援を受けられるように配慮をしておけば、大きな違いが現れるかもしれません。親はASの子が社交の場で直面しがちな問題や危険について「私がアドバイスや情報を伝えなければならない」という気持ちになるかもしれま

せん。

　同様にパートナーもしばしば社交の場で、いつの間にかAS男性のガイドになっている自分に気がつきます。常に目をこらして、AS男性が危機的状況に陥っていないか、あるいは恥ずかしいことをしていないか見張り、いざというときには駆け寄って状況を修復しようとします。彼女たちは「まるでもう1人子どもがいるみたいです」と言います。責任感に疲れ果ててしまう人もいます。AS男性はパートナーに対して「守ってあげたい」と強く思うことがありますが、自分の行動が逆に彼女を危険にさらしかねないとはおそらく知らないでしょう。

　ある夫婦が休暇でニューヨークを訪れました。ASの夫は野球帽をかぶった若い人たちが気になって仕方がありませんでした。特に帽子が後ろ前になっていると落ち着きません。その日2人は地下鉄に乗っていました。地下鉄は途中ブロンクスに停まりました。強盗や事件が多い地域です。実は電車に乗る前からAS男性は、ある十代のグループに目を留めていました。その中の2人が野球帽を後ろ前にかぶっていました。ホームで男性は思わず奥さんの腕をとりました。電車が近づいてくると一段と強くつかみました。電車が停まり、若者のグループが乗り込んでいる間、彼は奥さんの背中を押して、別の車両に向かいました。まさか彼らが車両を移動するとは思いませんでした。ところが若者たちはAS男性と奥さんのいる車両に入って来ました。男性は極度の緊張に襲われて若者たちをじっと見つめました。不愉快な視線に気づいた彼らは「おい、何見てるんだよ」とからんできました。

　「おまえたち」とAS男性は口を開きました。そして「離れなければ警察を呼ぶぞ」と言いました。すごいどなり声でした。彼らはあざ笑い、真似をして、からかい始めました。男性は怒りをあらわにし、引き下がりませんでした。自分と妻を危険に追い込んでいるとは思いもしませんでした。彼の目には野球帽をかぶった若者たちしか見えませんでした。幸い、電車はちょうど目的地に着き、奥さんは夫を押し出すようにして一緒に電車を降りました。彼女は怖くてたまりませんでした。ナイフをつきつけられる

第10章　社交の場　　87

のではないか、あるいはもっと恐ろしいことになるのではないかと怯えていました。しかしAS男性はそんなことをまったく考えず、奥さんがどれだけ怖かったかも察していませんでした。単焦点的な見方、また自分のふるまいが招く結果を予測する力のなさが原因です。

　ある考えが浮かぶと、ASの人たちは自動操縦モードになってしまいます。一心不乱に目的に向かう彼らを止めることはできません。対象がマラソンなど競争的なスポーツや仕事のプロジェクトである場合、この特質はプラスにはたらきますが、目的がネガティブになると周囲の人たちに大きな迷惑がかかります。あるAS男性は娘さんのボーイフレンドを好きになれませんでした。そして一旦「嫌いだ」と決めたとたん、その男の子は彼のターゲットになってしまいました。ボーイフレンドの排斥がAS男性の使命のようになり、娘さんの生活も男性自身の日常もたいへんつらいものになりました。しかし彼は「自分は心から娘のためにこうしている。ボーイフレンドがいなくなれば娘はもっと幸せになる」と信じていました。娘のボーイフレンドに対する嫌悪感は、彼の髪の色や車にまで及びました。彼の名前にまでケチをつけていました。

　ASの人たちは、人種や年齢、性別で人を差別しないと言われています。この意見が当てはまる人たちは確かにいますが、中にはそうでない人もいます。国籍や肌の色が違う、タバコを吸う、あるいは特定のグループに所属しているという理由で相手に傲慢な態度をとるAS者の言い分を私は何度か聞いたことがあります。人に対するAS者の記憶はかなり選択的なことがあります。不当に扱われた経験があれば、その断片的な記憶は決して消えないでしょう。野球帽を後ろ前にかぶっている人を好きになれない男性の話に戻りますが、彼と話しているうちにその嫌悪感や不信感がどこから来ているのか明らかになりました。

　結婚前、彼が独り暮らしをしていた頃、家の前の道路に若者のグループがよくたむろしていました。飲酒をしながら騒ぐ彼らはその男性にとって悩みの種でした。ある夜、騒ぎ声を聞いて寝室の窓から様子を伺っていると、若者の1人がビールの空き缶をフェンス越しに庭に放り投げていました。

そのAS男性にとってそれは宣戦布告を意味していました。彼はジーンズをつかむと急いでそれをはき（身につけたものはそれだけでした）、彼らを追撃しようと家を飛び出しました。驚いた若者たちは一旦逃げ去りましたが、その男性は走るのが速く、彼らの１人を捕まえて建物の隅に追い詰めました。若者は攻撃を始めました。そのうち戻ってきた仲間がそれに加わり、彼はめった打ちにされ、重傷を負って入院しました。身体のいたるところにあざができ、鼻は曲がり、蹴られた肋骨は折れていました。若者たちは全員、野球帽を後ろ前にかぶっていました。そのイメージは彼の心に深く残りました。そしてそれ以来、野球帽を後ろ前にかぶっている人を見ると、自分を痛めつけたあのグループの若者だと思ってしまうのです。

　AS者のほとんどが人付き合いで何らかのトラブルを起こしています。トラブルの内容や大きさは、もともと備わっている社交の力、育てられ方、ASの影響の度合いによって異なります。人付き合いに関しては定型発達者も個々さまざまです。積極的に社交ができる人がいれば、黙って見ているのが精一杯の人もいます。ソーシャルスキルをもっと磨く必要のある人もいるでしょう。社交を好まず、家でテレビを見たり、好きなことをしているほうが幸せな人たちもいます。ASであるかどうかに関係なく、これをすれば社交上手になれるという規定はありません。例えば、社交の場で自然に難なくふるまえる人にASの特徴を付け足したとします。生まれつき優れたソーシャルスキルが備わっていれば、ASによる障害は見られないでしょう。ソーシャルスキルのおかげで人生も楽になるはずです。一方、社交が嫌いで大の苦手な人にASの特徴が加わるなら、その人は完全に引きこもってしまうかもしれません。つまり社交の得意不得意には、生まれつきの潜在能力や個性が関係しているのです。

　次に影響を及ぼすのはどのように育てられたかです。人付き合いを好む家族がいれば、ひっそりと暮らす家族もいます。あるAS男性はアイルランド系の大家族の中で育ちました。家のドアはいつも開いており、台所からは絶えず料理の匂いがしていました。あたたかく人懐っこい家庭の雰囲気から彼はとても良い影響を受けました。この男性は親戚の集まりや社会的

な行事に他のAS者よりも上手に対処しています。かたや一人っ子で、おそらく親の両方が、あるいは片方が自閉症スペクトラムだと思われるASの人たちがいます。彼らは他の人たちとのかかわりが非常に少ない孤立した環境で育っています。あるAS男性は両親がいかに過保護だったかを語りました。欲しいものは何でも買ってもらえたそうです。クリスマスにはゲームやブロック、電車セットなどの豪華なプレゼントに埋もれるように座っていたと言っていました。ただ、彼の両親は他の子たちと遊ぶのを禁じていました。その結果、彼は人付き合いの面で重い問題を抱えることになりました。物を分かち合うことも学んでいませんでした。奥さんや子どもたちとの関係においても彼の問題は明らかでした。家族で何かするときでも、自分にとって興味があることか自分が設定したことでなければ参加しません。この2人のAS男性は潜在的な社交能力に差があったのかもしれませんが、現在の様子を比較してみると、生来の力は育て方によって伸びたり、妨げられたりすると言えるでしょう。ASであろうがなかろうが、一般的に育った環境は人とのかかわり方に影響します。ASの場合は特に早期介入が重要です。早いうちに社会性の面で適切な指導を受けると効果的です。

　ASの度合いも社交能力に大きく関連する因子です。ASの影響がこの領域に最も強く表れているかどうかが鍵になります。先に述べた通り、ASは主に、コミュニケーション、社会的相互作用、想像力の3領域に障害をもたらしますが、それらの領域が均等に損なわれるわけではありません。ASの影響がどの領域にどの程度及ぶかは人によって異なります。社会的相互作用への影響が20％で済んでいる人がいれば、50％の人もいます。この相異はASの診断や発見を非常に難しくしています。社交能力は複雑で個人差が大きく、厳密な定義があるわけでもありません。

　社交に関するASの女性の返答は多様でした。「人とかかわる力は高く、社交ができる」と答えた女性たちは、オープンで人付き合いがさかんな家庭で育っていました。60％のAS女性が「大人数のグループになるとかかわりが難しくなる」と述べています。「人付き合いはほとんどできないので、できれば人の集まるところから離れていたい」と答えた女性もいました。

特定のものだけ、あるいは自分で作ったものしか食べたくないという理由で、社交が難しくなっている場合もあります。私の調査では、AS女性はAS男性ほど社交の利点を挙げていませんでしたが、周囲に受け容れられるために一生懸命努力しているようでした。

キーポイント

- [ ] 社交の場でカップルが困った状況をくぐり抜けられるかどうかは、多くの場合、定型発達女性のユーモアのセンスにかかっている。
- [ ] 「社交に何も問題はないが、率先して人付き合いをしようとは思わない」と述べるAS者がいる。
- [ ] AS者の社交能力には個人差があるように見える。
- [ ] パートナーから「他の人たちに無礼だ」と責められているAS男性がいる。
- [ ] AS男性のほとんどは真っ正直で、その場で求められる礼儀に気づいていない。
- [ ] 彼らは社交の場で不快感に襲われることがあるが、その理由を知らない。
- [ ] AS者は恥ずかしい場面でもそのような気持ちにならないことがある。
- [ ] 自分とは無関係だと思う人とコミュニケーションをとる理由がわからないAS者がいる。
- [ ] 他の人たちから好かれたい、認められたいという願いを表すAS男性がいる。
- [ ] AS男性は自分の行動がパートナーを危険にさらす恐れがあっても、それに気がつかないことがある。
- [ ] AS者の人付き合いのニーズや能力は個々の性格や育ち方によって異なる場合もある。
- [ ] AS女性のほとんどが自分には社交能力があると感じているが、大人数になると対応が困難になる。

第11章
ルーティン、決まり、境界線

　ASの特徴として決まりやルーティンへのこだわりがあります。ASの解説で、これはしばしば「想像力」の領域（ASが最も影響を及ぼす中核領域の3番目）に分類されています。AS男性・AS女性の多くは「私には豊かな想像力がある」と反論しますが、彼らの「想像力」の定義には疑問があります。赤という色が見えず、赤の存在を知らない人が「でも私には赤が見える」とか「たぶん赤だと思われる色がはっきり見える」と言っているのと同じです。

　ASの子どもにおもちゃを与えると、たいていそれらを何らかの決まりに沿って並べ始めます。ミニカーがたくさん入った箱をもらった小学生の男の子は「順番に置こう」と言ってミニカーを注意深く一列に並べました。ところが傍目にはただ適当に並んでいるようにしか見えません。母親が「何の順番なの？」と聞くと、その子は「車の名前だよ。アルファベット順なんだ」と答えました。よく見るとAで始まるオースティンミニが1番、BMWが2番になっていました。8歳の子にしてはなかなかのものです。ASの大人も自分の生活を順序立てようとします。食事の時間や就寝時間を正確に決めているかもしれません。他の人たちにはどうでもよいようなことにも決まりを設けているかもしれません。AS者のルーティンには共通するテーマやスレッドがありますが、すべて「状況をコントロールしたい」という欲求に関連しています。

　「コントロール」はAS者にとって生活を維持し秩序を保つ上で欠かせな

いキーワードです。先が読めないほど複雑で混乱した世界で暮らしていると想像してみてください。なぜASの人たちがコントロールをそれほど求めるのか理解できると思います。彼らの道具箱にはソーシャルスキルが半分しか入っていません。それだけの道具でこのややこしい社会を渡って行かなければならないのです。当然ストレスや不安が生じます。ASの人たちはその不安を減らすために決まり事やルーティンを持ち込みます。ルーティンは自動的に行えます。どうしたらよいのか悩む必要はありません。背中のマッサージやお酒のように気持ちをほぐす効果があり、プレッシャーや不安を和らげるには欠かせません。思考、会話、分析が不要で、手順が変わることはめったにありません。いつも同じことを同じようにすれば良いのです。ASの人たちにとってこれは一種のリラックス法なのです。

　ところがルーティンへの固執はパートナーとの関係に問題を投じます。AS男性のこだわりは極端に強くなって変更が一切きかなくなることがあります。そうなると家族全員が彼のルーティンに従わざるをえなくなります。反発しても効果はないでしょう。困っている家族もいますが、ルーティンが与える影響はその内容によって実にさまざまです。例えば、寝る前に戸締りを確認するルーティンは役に立ちます。しかし毎日6時ちょうどに夕食がテーブルに並んでいなければ気が済まない場合はたいへんです。夕方子どもに予定があり、車で送って行かなければならない日があるかもしれません。学校の保護者会の時間と重なっていればさらにたいへんです。

　ASの夫の徹底したルーティンに生活全体が振り回されていた女性がいました。毎晩その男性は5個の目覚まし時計を決まった場所に置き、決まった順に点検します。ベルが鳴る時計が2個、ラジオが鳴るのが1個、ブザーが鳴るのが1個、最後の時計は光が点滅します。アラームは5個すべて時刻をずらしてセットされています。間違いなくセットされていることを確認すると彼は満足して奥さんに「おやすみ」と言い、電気を消します。奥さんは彼より遅く寝ることを許されていません。朝6時15分にまず1個目のベルが鳴ります。続いて6時20分にブザー、6時25分にもう1つのベル、6時30分にラジオからニュースが流れます。奥さんの忍耐は限界に達しま

す。6時35分には追い打ちをかけるようにまぶしい光が点滅し始めます。この時点で夫は起き上がり、スリッパをはいてガウンを羽織ると下に降りていきます。奥さんは部屋に置き去りです。ラジオからは耳をふさぎたくなるような歌がけたたましく流れ、ベッドサイドの時計はまだフラッシュを放っています。夫は1人で朝食をとります。毎日必ずコーンフレークを食べ、その後紅茶を入れます。その間奥さんは2階にいます。起きて1階に降りれば彼がひどく怒るからです。朝食後、彼は上がってきて紅茶のカップを奥さんに渡し、歯を磨きに行きます。その几帳面な磨き方はまるで職人技です。彼のきれい好きは全身に及んでいました。歯磨きの後はシャワーと着替えです。鏡でズボンの折り目をチェックし、ネクタイを整えます。そして7時30分ちょうどに「じゃあ、行って来る」と言ってドアを開け、外に出ます。車に乗る前にまず車の周りを一歩きして状態を点検します。ほんのわずかでも気になる点があれば、立ち止まってじっと見つめます。それからようやく車に乗って出勤するのです。

　夜は7時ちょうどに帰宅します。道路工事や渋滞がない限り、毎日その時刻です。家に着くと彼はまずシャワーを浴びます。7時30分には必ず食卓に座り、その時間に夕食が出ないと大騒ぎをします。「きみはまたお母さんと電話でしゃべって時間を無駄にしたんだろう」などと言って奥さんを非難します。食事にもこだわりがあります。決まった食べ物が決まった方法で料理されていないと満足しません。奥さんがうっかり食材を切らしたり、買い忘れていれば、彼は激怒します。結婚していくらも経たないうちに、彼女はこの男性が過ちに対して激しい苛立ちを示すことを知りました。当時、彼女はある月曜日に冷蔵庫の野菜室からブロッコリーを取り出しました。土日でブロッコリーは黄色くなっていました。深く考えず、彼女は夕食にブロッコリーではなくグリーンピースを出しました。皿を受け取った夫は座ったまま、唖然としてグリーンピースを見つめていました。そして「どうしてグリーンピースなんか出すんだ。どうしてブロッコリーを出さないんだ」と怒鳴りました。その口調と視線に耐えかねて彼女は泣きました。それ以来、彼女は夫が指定した曜日には必ず新鮮なブロッコリー

を出すようになりました。実に悲しいことですが、彼のルーティンはこうして固定化し、まったく融通が利かなくなってしまったのです。新婚時代、まだ若かった彼女は夫を喜ばせようと一生懸命でした。彼の母親のように何でもしてあげようと努力していました。夫は一人っ子で非常に甘やかされて育ちました。一方彼女は精神的にとてもつらい幼少期を送っていました。父親は横暴ですぐに大声で怒る人でした。彼女は夫が権力を握り何から何までコントロールしようとするのを受け容れていました。

　発達障害であるASは感情面の成熟を妨げることがあります。もし常に子どもを好き勝手にさせるなら、その子は自分の要求が通らないとかんしゃくを起こすようになるでしょう。AS者の怒りもそれに似ていると言えます。突然爆発し、周囲にたくさんのストレスを与えてから終息します。しかしほとんどの場合、本人は自分の過剰な反応が他の人たちの気持ちをズタズタにしたことに気がつきません。

　ルーティンや決まりへの固執はAS成人の多くに見られますが、私の調査では驚いたことに65％のAS者が「ルーティンや決まり事は何もない」と述べています。この結果はパートナーの見解と一致しません。パートナーの女性たちはさまざまなルーティンについて語っています。一番多いのは「鍵の確認」です。玄関や勝手口などあらゆるドアの鍵を決まった順番でチェックするのです。もし鍵がかかっていれば、一度開けてからまたかけます。次に「買い物のルーティン」が挙がっています。レジの台に必ず一定の順序で品物を並べる。袋に入れるときにも順序を守る。買った物をポリ袋に入れた後、全部の袋の口をハサミでなければ絶対に開かないようにきつく縛る。ショッピングカートを注意深く戻す。AS男性にとってスーパーは子どものような行動をとれる数少ない場所のようです。カートに体を預けて通路をビューンと行き来する人さえいます。店では有名人になっていますが、本人は周りの人たちに目もくれません。

　仕事や作業にも自分なりの手順があります。例えば壁に棚を吊るときでもそうです。あるAS男性は完璧な仕事ぶりを見せました。壁にドリルで穴をあけるときにはしっくいの粉が一切床に落ちないように、奥さんや子

どもに塵取りを持たせて立たせていました。床に新聞紙やブルーシートを敷けば済むのにそうしません。「埃が舞い上がって壁につくじゃありませんか」と堂々と反論します。穴を1つ開けるにも長い時間がかかるので、塵取りを持ってじっと立っているのはかなり疲れます。彼はまず穴のサイズを測り、位置を決めます。もう1つの穴の位置を決めます。そして2つの穴が真っ直ぐかどうか見て直します。次にまた比べて直します。これを何度も繰り返します。もちろん最終的に2つの穴は完全に平行に位置し、ちょっとやそっとでは傾かない真っ直ぐな棚が出来上がります。しかし、ずっと付き合わなければならないパートナーや子どもは絶叫したいほど苛立つはずです。

　外出や旅行にも決まりを求める人がいます。ある男性は「家族で出かけるときには毎回同じ場所に行きたい」と話していました。どんなところかよく知っていると安心すると言うのです。このような話を聞くと、ASの人たちにとって世の中がいかに雑然としているかがよくわかります。彼らは他の人たちの気持ちを察するのも、場の空気を読むのも苦手です。さらにプレッシャーやストレスがかかると余裕がなくなり「これから行くところはどんなところかな」というわくわくした気持ちにとてもなれません。AS者の頭には不安と共にたくさんの疑問が浮かびます。「温かく迎えてもらえるだろうか。便利でわかりやすい場所だろうか。それともいろいろ考えなくてはならないところだろうか。面倒なことがあるだろうか。そこでひどい失敗をしないだろうか。勘違いしないだろうか。家族をがっかりさせないだろうか。彼女に怒られないだろうか」。このような恐れが高まるとASの人たちは新しいことを躊躇するようになります。

　同じところにしか行かないと言った男性は家族が他の場所に行きたがっていることをよく知っていました。同じところに行くのに飽き飽きしているのにも気づいていました。しかし新しい場所を探し、そこに連れて行く責任を考えると「自分にはきっと耐えられない」と思うのです。

　ASと無秩序は相反します。AS者自身が大混乱を引き起こすことはよくありますが、自分ではどうしようもない状況で当惑するようなことに出会

うと彼らはうまく対処できません。AS者の脳は絶えずわからないことを理解しようと努力しています。まるで見知らぬ土地にいて外国語で話しかけられているような状態なのです。そんな中、なじみのあるものにしがみつけば、未知のものに対する不安はたちまち解決し、見通しが立ちやすくなります。たとえ予想外のことが起きてもコントロールが可能になります。しかしだからと言って、新しいことに挑戦するとは限りません。家族は相変わらず退屈な休日を過ごす羽目になるかもしれません。

　ルーティンは性生活にも及びます。この件に言及するのはたいてい定型発達の女性です。彼女たちは「自分は利用されている。愛されていない」と感じています。この問題に関しては第13章で詳しく述べていきます。

　複数のAS男性が「ルーティンは日常に安定感をもたらし、秩序を整えるためのメソッドです。状況を把握し操作するにはルーティンが必要です」と説明しています。ルーティンに対するこだわりがパートナーを苛立たせていると知ってはいても、多くの男性が一旦築いたパターンは変えられないと思っています。

　あるAS男性は「どんなときでも必ず主導権を握っていたい」と言っていました。主導権が奥さんに移りそうになると、彼は奥さんが折れるまで怒り続けるのです。彼は時間に対して強いこだわりがあり、生活は全面的にそれに支配されていました。遅刻は絶対にしません。家族にも許しません。外出の予定があると彼は出発時間のかなり前から腕時計を見ます。さらに家のあちこちに置いたたくさんの時計に目をやり「1時間半余裕をもって着かなければならない」と奥さんをせかします。そして必ず「それまでの時間、何をする？」と聞きます。子どもたちにも同じ質問をします。10分後、彼は奥さんの様子をチェックし、その用事にかかりそうな時間を見積もります。その後も奥さんが時間通りに動いているかどうかを確認します。絶えず時計を見て、あと何分しかないと告げます。家族は皆、心底イライラしていました。何をしていても時間に追われるのです。出かける時刻になると男性の不機嫌は一層高まります。運転は乱暴になり、大声で家族に当たり散らします。自分が家族にどんな悪影響を与えているかはわかって

いません。頭にあるのはとにかく時間です。予定の時刻に到着することが何より大事で、それしか考えられないのです。

　強いこだわり行動は他にもさまざまなものに向けられます。特にテーブルマナーに厳しいAS男性は大勢います。父親にこのこだわりがあると食事の時間は家族にとって苦痛になります。「食事には必ずナイフとフォークを使う。必ずテーブルで食べる」という規則を家族に課している男性がいました。時間になると家族は全員食卓につかなければなりません。男性はすぐさま4歳の息子に注目します。立ち上がって息子の椅子をテーブルにもっと近づけます。それから子どもにナイフとフォークを持たせ、自分の席に戻るとじっと様子を見つめます。食卓の空気は張りつめます。4歳の子はうまく食べられません。ナイフを使うのを忘れたり、体をくねらせて椅子を食卓から離そうとします。すると父親はまた立ち上がって直します。これが延々と続くのです。母親は息子をかばい、「あなた、うるさすぎるわ」とか「子どもたちのあら探しばかりして」と言って夫の注意をそらそうとします。すると彼は「息子のために思ってしていることだ。食事の作法も知らないで学校にあがって、この子がからかわれてもいいのか」と反論します。「子どもの食事のマナーを気にしないなんて、いったいどういう母親だ」と彼の叱責はいつまでも続きます。テーブルマナーに関する彼のこだわりを緩和するものは何もありませんでした。奥さんから「黙ってただ子どもたちを見守って」と言われて納得するときもあるのですが、次の食事ではまた自動操縦のパイロットになってしまい、同じ場面が繰り返されます。彼は食卓での行動を自分でコントロールできないようでした。いつの間にか食事は父と子の闘いの時間になっていました。奥さんは親子の食事の時間をずらすことにしました。今は夫が帰ってくる前に子どもの食事を済ませ、自分と夫は後から食べています。

　このようなこだわり行動の原因はおそらく子ども時代にあるでしょう。上記の男性は子どもの頃、非常に厳格な公立学校に通っていました。テーブルマナーへの執着は思春期に始まったと語る男性は何人もいます。人気を得たい一心で「テーブルマナーを身につければみんなに認めてもらえる

だろう」、「家に呼んでもらえるだろう」と考えたのだそうです。この考えは次第に誇張され、完璧主義的になることがあります。大人になって女性と付き合ったり、家庭をもつようになっても、マナーへの徹底したこだわりは変わりません。家族にも自分のやり方に従うよう求めます。しかし子どもたちにはとても難しいでしょう。幼い子の場合、ナイフとフォークを完璧に使えるほど手先の運動能力が発達していないので一層困難です。年齢が高い子は父親の命令に反抗するでしょう。

　こだわりの有無やルーティンを要する理由、また自分のこだわりが他者に与える影響にどれほど気づいているかは、個人よって大きく異なります。その差は本人の性格と、親やパートナーの許容度によって生じるようです。

　ルーティンの変更について話し合うとき、パートナーはできるだけ直接的かつ客観的な姿勢でのぞんでください。AS者に説明するときには、感情的になってはいけません。感情が入るとメッセージが届かなくなります。ルーティンの制限や変更はある程度なら可能ですがルーティンそのものをなくすことはおそらくできないでしょう。できてしまったルーティンを消すよりも、こだわりになりそうな行動を初期の段階で固定化しないようにすることが重要です。AS男性を喜ばせたり、なだめるためにこだわり行動に従うのはもちろん良くありません。

　男性がASであることを本人もパートナーも認識し、その影響についても互いに理解するなら状況は驚くほど変わります。前よりも問題に適切に対処できるようになります。パートナーがルーティンの変更の話をもち出してもAS男性は「攻撃されている」とか「批判されている」と思わなくなります。

　多くのAS男性が「ルーティンの原因はASにあると知ってから、変えてみようという気になってきた」と言っています。1人で、また特にパートナーと共に問題に対応しようとするとき、ASを知っているかどうかは結果を大きく左右します。これは特に重要事項ですので18章全編であらためて述べることにします。

　ルーティンや決まり事に関してはAS女性もAS男性と同じような見解をもっていました。最初は「ルーティンは何もない」と答えたものの、後から

第11章　ルーティン、決まり、境界線　99

「やっぱりありました」と言った女性もいます。具体的には「家の掃除の仕方にこだわりがある」、「タオルのたたみ方やベッドの整え方に規則を設けて家族に課している」などです。

　一般的にルーティンはAS者本人には何の困難ももたらしていません。肝心なのは彼らのこだわりがパートナーや子どもたちにどのような迷惑をかけているかという点です。調査では、父親のルーティンのせいで家庭生活が不幸になっているケースがいくつかありました。両親が、あるいは親のどちらかがASの場合、子どもの育て方や世話の仕方に問題が生じることがあります。こだわりはその1つに過ぎません。子育ての問題については次章で述べます。

キーポイント

- □ AS者には生活に秩序が必要である。
- □ AS者のルーティンは状況をコントロールしたいという欲求に関連している。
- □ AS者のルーティンは非常に強固で、変更が難しい。
- □ パートナーの生活はAS男性のルーティンに完全に支配されることがある。
- □ ほとんどのAS男性が自分には何のルーティンもないと述べている。
- □ 家事や作業には、特定のやり方を貫くAS男性が多い。
- □ AS者の余暇の過ごし方や外出先はワンパターンになることがある。
- □ AS者のルーティンや決まりのせいで家族全体の生活が不幸になる場合もある。
- □ AS男性の行動にこだわりが見え始めたら、パートナーはそれが定着する前に止める必要がある。
- □ AS女性もAS男性と同様にルーティンへの欲求がある。

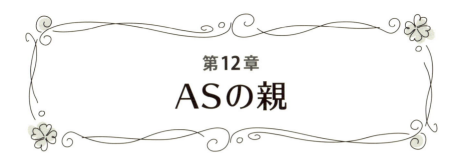

第12章
ASの親

　AS者は良い親になれるかという問いが近年よく聞かれます。この問いには実にさまざまな含蓄が隠されています。しかし本章ではAS者の親としての評価や適性ではなく、私の調査研究で明らかになったことだけを取りあげていきます。

　ASだから悪い親になるということはありません。同様にASでないから良い親になれるわけでもありません。人がどのような親になるかには、数多くの事柄がかかわっています。

- どんな幼少期を過ごしたか。いかなる面でも虐待はなかったか。
- 親の育て方に一貫性はあったか。愛情は無条件だったか。
- どのような性格か。もともと母性的あるいは父性的か。
- 短気か穏やかか。内向的か外向的か。
- 現在の家庭はどの程度調和がとれているか。プレッシャーやストレスがあるなら、その原因は何か。
- 家庭に経済的な不安はあるか。
- 子どもは計画的に、また望まれて生まれてきたか。
- 特に男の子が欲しい、あるいは女の子が欲しいと思っていたか。
- 子どもは実の子か、継子か、あるいは養子か。

　質問事項はさらに続きます。家族関係がうまくいかない理由をASのせ

いにする前に、まずこれらの膨大な事項を考慮する必要があります。もちろんASであることは影響します。その影響がマイナスの場合、子どもとの絆は弱くなり、問題は悪化します。しかし子どもとの絆が強く、AS者自身が意欲的に「良い親になりたい」と願い、親子でASの問題を知って、意識していくなら、それで十分良い子育てができるはずです。

　しかし残念ながら、どんなにがんばってもAS者の子育てには問題が生じることがあります。家庭の悩みでASの親が最も憂慮し、ストレスを感じるのは子育てです。他者への理解、言動の予測、実際のかかわりにASの人たちは非常に高いレベルのストレスを感じます。子どもは大人よりも一層複雑で思いがけない行動をとります。そのためAS男性は時折「子どもとの付き合いは難しく、ストレスになる」と感じるようです。

　ASの父親の多くが、不安やストレスは子どもが生まれるかなり前から始まったと述べています。具体的なエピソードを語ってくれた男性もたくさんいました。ある男性は息子の誕生を前にして大きな恐れと不安に襲われたそうです。彼には「自分は父親として失格なのではないだろうか」という不信感、恐怖感がありました。「息子は僕を好きになるだろうか」、「自分は息子を支えてやれるだろうか」、「愛情を示していけるだろうか」といつも心配していました。ところが奥さんにはその不安をまったく打ち明けていませんでした。気持ちを外に出すのではなく、逆に口数が減り、内に引きこもるようになりました。彼が批判に対して非常に敏感だったことを私は奥さんから聞きました。妊娠中彼女が赤ちゃんの話をするたびに、彼は「非難されている」と思いました。例えば、子どもの性別はすでにわかっていたのですが、奥さんは「男の子で嬉しい？　それとも女の子がよかった？」と聞いたことがありました。そのとたん彼は防御的になってこう言い返しました。「どうしてそんなこと聞くの。男の子だったら僕がうまくかかわれないと思うのか。男の子の立派な模範になれないと言いたいのか」。奥さんはただ安心したくて聞いただけなのに、思わぬ叱責を受けてしまいました。もし彼が自分の気持ちをきちんと話していたなら、奥さんは夫の不安を理解し、何らかの対処ができたでしょう。ところが彼女は「こ

の人はいつも私の言うことなすことにケチをつける」と思いました。夫のふるまいを見て「彼は子どもが欲しくないのだ」と勘違いしました。彼女は夫から距離を置き始め、自分の気持ちを明かさないようになりました。妊娠期間は2人にとって暗いときとなりました。2人は互いに誤解し、相手の気持ちを決めつけていました。本来なら夫婦として共に成長するべき時期でしたが、コミュニケーションは崩壊し、結婚生活は苦しみになっていました。私のところにカウンセリングに来て、その男性は初めて本音を語りました。彼が本当に恐れていたのは「自分はこんなに不安を抱えているので、彼女だけではなくこれから生まれてくる子どもも失望させるのではないか」ということでした。一旦それが明らかになると、2人とも相手を前より理解できるようになり、夫婦の絆は強まりました。問題が全部解決したわけではありませんでしたが、彼は自分の不安を打ち明けるようになり、彼女は「大丈夫。うまくやっているわよ」と安心させることができるようになりました。

やはり奥さんが妊娠していた別のAS男性は、お腹の子にまったく愛情を感じられないと悩んでいました。会ったこともない子どもに対して感情を抱くという考えがわからなかったのです。これは想像的思考の弱さによるもので、ASの人たちによく見られます。まだ生まれていない子どもを思い描いたり、「その子に自動的に愛情を感じる」と想像することはAS者にとって極めて困難です。しかし子どもが生まれるとその不安はなくなります。子どもの存在を実感するからです。

子どもが生まれると妊娠中とはまた違う問題が起こります。定型発達女性の多くが「子どもの世話としつけの責任は全部私が負っている」と嘆いています。そしてほとんどの場合、彼女たちの意見は事実です。

子どもはよくASの親について「よそよそしい」、「静か」、「感情を表さない」という表現を使います。父親がASの場合、子どもに与える影響はASの母親ほど大きくはないようです。家族は母親に「親密で優しく感情豊かな人」というイメージを求めがちです。母親は家族の気持ちを察するのがうまく、子どもが何を考えているか、何を欲しがっているのか、言葉

に出す前にわかっているものだと思われます。AS女性がこの理想像を目指すと大きな不安に襲われることになります。自分がASだと知らなければ不安感は一層増します。しかしASの知識があり、ASがもたらしかねない問題についてもよくわかっているなら、自分自身に対する見方も、家族へのかかわりも改善するでしょう。

　ある女性は「ASの診断を受ける前は毎日が悪夢そのものだった」と言いました。彼女は「4人の子どもたちにとって良い母親にならなければ」と精一杯努力していました。その結果、気持ちがすさみ、うつになり、疲れ果ててしまいました。彼女は精神的に子どもたちを十分に満たしてやれないと感じ、その不足を物質的に補おうとしていました。今はもう成人になっている彼女の娘さんは次のようなエピソードを話してくれました。ある日、クラスでいじめられた彼女は大泣きしながら帰宅しました。母親は娘を見て「どうしたの」と尋ねる代わりに急いで近くの店に行き、漫画の本とチョコレートを買ってきました。母親の頭には「どうしたら娘が泣き止むか」ということしかありませんでした。泣き止めばいつも通りの生活に戻ることができるからです。母親が正しいことをしようとどんなに頑張っていたか、そしてうまくいかないときにはどんなに苛立ちと怒りをあらわにしたかも娘さんは語ってくれました。この母親が与えた影響は子どもによって違いました。4人の子どものうち、女の子はその娘さんを含めて2人ですが、彼女たちと話をすると母親の愛情を感じられずに育ったことがわかります。どんな漫画やチョコレートも欠けた部分を補うことはできなかったのです。一方、男の子は2人とも、つらかったとか足りないものがあったとは感じていませんでした。

　AS者にとって母親であることは、父親であることよりもずっとたいへんなようです。この原因は社会が求める母親像、父親像の違いにあると言えるでしょう。母親には温かさ、共感性、直観力、洞察力、心を読む力、愛情、思いやりなどたくさんの力や性質が要求されます。かたや父親には扶養者、保護者、いくらか距離のある人、主導権があって規律に厳しい人というイメージが期待されます。現代の欧米社会ではこのようなイメージ

は変わりつつありますが、50年前はかなり固定化されていました。当時ならAS男性の行動は父親として十分受け入れられたでしょう。例えば、昔は男性は出産に立ち会いませんでした。赤ちゃんにミルクをあげたり、おむつを替えることも要求されませんでした。父親は子どもの遊びに参加しませんでした。子どもを病院に連れて行くのは母親の役割でした。父親が子どもと長く過ごすことはあまりありませんでした。子育てのほとんどは母親が行っていました。今でも文化によっては、あるいはカップルの事情でそうしている人たちはいます。しかし全体的に、家庭における養育者としての負担は女性よりも男性のほうがはるかに軽いと言えるでしょう。

　若い頃に子どもは要らないと決めて、実際に子どもがいないAS女性はかなりいます。ある女性は「子どもは要らないけれど、セックスをしないということではない」とも言っていました。母性があまり強くないと思われるAS女性もいます。これもまた、先に述べた想像力の弱さに原因があります。まだ現れていない子どもに自然に愛情や思いをかけることが想像できないのです。

　あるAS女性の夫は従来の母親の役割を担い、子どもに必要なときには「テンダー・ラビング・ケア」と呼ばれる愛情あふれたかかわりを行っていました。この男性には自閉症の特質が強く現れており、そのようなかかわり方は簡単ではありませんでしたが、効果があったようで子どもたちは彼にとてもなついています。パートナーのAS女性は、子どもたちが十代に入ると大学に戻って勉強すると言い出し、800kmも離れた大学で修士コースをとることに決め、下宿先を見つけて引っ越してしまいました。

　今回の調査に参加してくれたASの親の大半は男性です。私は特に父親の役割に焦点を絞って調べました。調査ではASの父親の36％が子ども（実子）との関係は良好だと答えていました。しかし彼らの多くは父親ならではの問題に直面し、しばしば落ち込んだり、苛立つこともあると話しています。子どもと親しくなりたい、愛着関係を形成したいと望んではいるものの、どうすればよいのかはまったくわからないようでした。あるAS男性は「娘とどうやって遊んだらいいのか本当にわからない」と言っ

ていました。ゲームを始めても子どものニーズや発達段階に合わせられず、いつの間にか自分のやり方を貫いてしまうのです。

　ASの父親は子どもの年齢や成熟のレベルを考慮するのが苦手です。小さい子どもにも大人のような話し方や接し方をしてしまいます。これもまた他者の心理状態を推測する力が弱いためです。子どもを理解するのは簡単ではありません。大人を理解するよりもたいへんです。子どもの精神レベルや知的レベルに寄り添って考えることは、AS者にとって不可能に近いほど困難です。そのためASの父親はときに子どもに実際の能力以上のレベルを期待します。子どもは「不当な期待でもこたえなければならない」、「ハイレベルのことをしなければならない」というプレッシャーにさらされます。

　例えばあるAS男性は息子にどうしても自転車の乗り方を教えたいと思っていました。自分が自転車好きだったので、息子が乗れるようになれば一緒に楽しめると思ったのです。息子が自転車に乗れるような体格になると、彼はすぐに子ども用の自転車を買ってきました。そしてその日の午後、彼は車の後ろに新しい自転車を乗せて息子と出かけました。ところが帰宅したとき、息子は泥だらけになって泣きじゃくっていました。

　「いったいどうしたの」と奥さんが尋ねました。

　夫は激怒しながらこう言いました。「ウィッツヒルに連れて行ったんだ。そうしたらこの子は泣き出して、自転車に乗ろうともしなかった。せっかくいい自転車を買ってやったのに無駄だった！」

　ウィッツヒルは確かに子どもが喜んで自転車に乗りたくなるようなところです。急な坂道があり楽しいコースです。ただし子どもが10歳以上で、BMXと呼ばれる競技用自転車があればの話です。4歳の子にはあまり嬉しい場所ではありません。スタビライザー（自転車のハンドルを安定させる部品）がない自転車ではなおさらです。父親はその部品をあらかじめ取り外していました。彼は息子を大声で罵倒しました。息子は不器用な上、恩知らずだと決めつけていました。「自分は息子のために努力した。自分が楽しいと思うことを息子にも体験させてやりたかったのに」と思うだけで、

自分が息子に与えているダメージには気づきませんでした。それ以来、息子は絶対にサイクリングに行こうとはしませんでした。

　勉強面でのプレッシャーもよくある問題です。ある女性は次のように書いています。

> 私がまだ学生だった頃、家族も私も父がASだとは知りませんでした。少し変わっているところはありましたが、そういう人なのだと思っていました。子どもは親の在り方に疑問をもたず、そのまま受け入れるものです。私がGCSE（イギリスで義務教育修了時に行われる統一試験）の勉強をしていたとき、あれこれ言うのはいつも父でした。私の顔を見るたびに「復習したのか」と聞きました。外出も遊びも禁止になりました、試験の結果、私は8科目でAを取れました。Bはたった1つだけでした。自分では上出来だと思っていました。ところが結果を報告したとき、父は立ちすくんでこう言いました。「化学でBしかとれなかったのか。Bだぞ。おまえには本当にがっかりした。もっとできると思っていたのに」。私はこのときの父の言葉を一生忘れないでしょう。父を喜ばせようと一生懸命がんばった揚げ句、がっかりしたと言われたのです。あの日受けた傷を私は今でも感じます。考えるだけで気分が悪くなってきます。

　このような環境で育つと子どもは極度のストレスを抱えます。彼らはたくさんのプレッシャーに耐えなければなりません。良い成績、正しいテーブルマナー、きちんとした服装、その他さまざまなことを求められます。ASの父親は「自分は子どものために良いことをしている」と思い込み、子どもの自尊心を傷つけているとは気づきません。これが原因となって家庭が戦場になるケースがあります。母親は、独裁的に子どもを支配しようとする父親のやり方に反発し、何としてでも子どもを守ろうとするかもしれません。父親がASだとわからなければ、家族全員がつらい思いをするでしょう。

もちろんASの父親のすべてが批判的でよそよそしいわけではありません。「夫は子どもにとても優しい」と言う女性たちもいます。あるAS男性は「自分の命よりも子どもたちを愛している」と言いました。この男性は自分がASだと知っており、何をしたらよいかわからないときにはすすんで奥さんに尋ね、教えてもらっていました。また奥さんは、批判的・攻撃的だと思われないような方法で彼を指導できるようになっていました。

　ASの夫に子どもの世話を頼まなければならないとき、多くの女性が「不安になる」と報告しています。別に虐待を恐れているのではなく、「彼は子どもの面倒をきちんと見ることができない」と思っているからです。調査に参加してくれた定型発達女性はASの夫について、口を揃えたように「世話が必要な子どもがもう1人いるみたいだ」と言います。彼女たちの何人かは「子どもを夫に託して外出するときには特にそう思う。まるで子どもに子どもを預けるような感じがする」と話していました。それも、気が散りやすい子、他のことに夢中になってしまう子、あるいは思い通りにならなかったり、どうしてよいのかわからなくなるとパニックになる子。そういう子どもです。彼女たちは夫が最善を尽くすことはわかっていますが、その最善が必ずしも子どもにとって良いとは限らないことも知っているのです。

　「夫の気が散りやすいために困ったことが起こる」と話した女性はたくさんいました。この問題は子どもの世話に留まりません。思いがけないときに横道にそれる人もいます。重要な件に対処しなければならないまさにそのときに、何の前ぶれもなく突然、一見どうでもいいようなことに集中するのです。そして一旦移った焦点は頑として動きません。思考やコミュニケーションも一斉にそちらに向けられます。

　ある夫婦が息子のことで学校から呼ばれました。奥さんが先生と話していると、夫は急に椅子から立ち上がり、壁に向かって歩き始めました。壁には子どもたちが貼った戦車の写真と絵がありました。その中の1枚に「パンツァー111F」という札がついた写真がありました。夫はその札を指差して「間違っています」と言いました。そしてそれは「パンツァー111G」

であり、「パンツァー111F」よりも銃口が長いと説明しました。先生が「間違っていないと思いますが」と言うと彼は断固として「違う。甚だしい間違いだ」と言い張りました。彼の焦点はもはやその戦車の名前だけに向けられていました。どうしても名前を確認しなければ気が済みません。彼にとってその場で確認する唯一の方法は写真の裏のメモと照らし合わせることでした。先生や奥さんが止める間もなく、掲示が乱れるのもかまわずに、彼はおもむろにその写真をはがして裏返すと「やっぱり」と叫びました。そして「ほら、パンツァー111Gだ。他の写真もチェックしたほうがよさそうですね」と言いました。10分後、話題はすっかり彼に占領されていました。始めは礼儀を重んじて耳を傾けていた先生も苛立ちを抑えることができなくなってきました。しかし彼の話は延々と続き、先生は戦車についてたっぷりと教わることになったのです。奥さんは出し抜かれたように感じ、恥ずかしくてたまりませんでした。息子のことを話し合うために来たのに、夫の焦点は大きくずれてしまいました。彼は戦車のことなら何でも知っていました。自分の知識の正しさを納得してもらうまで、彼は話し続けました。このように、あることにのめり込むと自分の目標が達成されるまで他のことはまったく考えられない人もいます。

　一点に集中すると、周りにまったく気がつかなくなることもあります。ある女性が町内の防犯会議に出席するため夫に7歳の息子の世話を頼みました。息子にプレイステーションを買っていた夫は、奥さんが出かけている間にそれをセットしようと思っていました。外出中、夫に楽しみができたことに奥さんはほっとしていました。プレイステーションで遊ぶ父と子の様子が目に見えるようでした。彼が用意していたゲームがまさか1人用だったとは思いもしませんでした。

　夫はプレイステーションをセットするとゲームを始めました。ずっと1人で繰り返し遊んでいました。彼女が帰宅すると、息子は1階のソファで横になっていました。目にはいっぱい涙がたまっていました。夫はゲームに夢中になるあまり、息子には1回もさせていないことに気づきませんでした。奥さんが、「どうしてそんなに自己中心的なの」と責めると、彼は

「だってあのゲームは1人でしかできないし、それにあの子はどこかへ行っちゃったからね。ゲームはしたくなかったんだよ」と答えました。息子が「どこかへ行っちゃった」のは父親が1人で楽しそうにゲームをするのを1時間ほど傍観した後でした。

　一般的に子育てはAS者に何らかの問題を投じますが、調査では、実子のいる家庭と継子のいる家庭を比べると、後者の場合、問題が一段と大きくなっていました。どの家庭でもそうでした。調査に協力してくれたカップルの中には、互いに子連れで再婚した夫婦、あるいは一方が初婚でもう一方が子連れ再婚者という夫婦が何組もいました。中年になって初めて結婚したAS男性のパートナーには、出会ったときにすでに子どもがいた人、結婚と離婚を経験していた人、あるいは年上の女性もいました。

　どのような事情があっても、義理の子どもとAS者との相性はあまり良くないようです。話を聞いてみると、たくさんのAS男性が「仲良くなろうと努力はしているが、まだ受け容れてもらえない」、「反抗される」、「除外されている」と言っています。「実用的なことしか求められない」という意見も多数ありました。「自分はお抱え運転手以上の何者でもない」、「ゲームや本を買う役割しかない。一緒に遊んだり本を読もうとすると嫌がられる」と嘆いた男性もいます。彼らのほとんどが「認めてもらえない」と感じていました。十代の義理の子どもたちがいる男性は「あの子たちにとって僕はまったく無関係で、何の意味もない」と言っていました。AS男性の中には家族に対する責任感が非常に強く、父親としての役割を全うすることを重視している人がいますが、子どもが実の子ではなく、父親の役割の意味が変わる場合、その責任感にもいくらか変化が生じるようです。

　ASの親は非常に物質的なレベルで愛情を与えたり示したりすることが多く、親の役割を具体的なニーズに基づいて考えます。「車で送ってあげようか」と言うことが愛情表現であるかもしれません。あくまでも自分が良いと思うものを自分が良いと思うやり方で差し出すのです。ある女の子は典型的なエピソードを書いていました。この子の義理の父親はASです。

父（継父）がチョコアイスを食べていると、弟が少し欲しがりました。父はチョコアイスを分ける代わりに、別なお皿にバニラアイスをとって弟にあげました。弟は怒って「お父さんと同じチョコアイスが欲しい」と言いました。すると父は「チョコアイスはだめだ。冷蔵庫にはバニラのほうがたくさんあるんだから」と言って1人でチョコアイスを食べてしまいました。弟はそれをじっと見ていました。父は自分がしたことがどんなに我儘だったかわからないようでした。弟が「バニラアイスを食べるしかない」と納得するよう期待しながら、自分はチョコアイスを食べていたのです。

　確かにこの男性は自分のふるまいがどんなに自己中心的か認識していません。彼は自分の欲求よりも義理の息子の望みを優先するべきでした。これでは良い親子関係は築けません。子どもはときとしてかなりのエゴイストになります。よく我儘を言います。もし大人が子どもと同じ精神レベルでやり合うなら、どちらも譲ろうとしないでしょう。子どもにおやつの袋をいくつか見せて「どれを取ってもいいよ」と言ったとき、自分は一番小さな袋を取って、あなたに一番大きな袋を渡す可能性はおそらくないでしょう。自分のニーズを第一に考えるのは残念ながらAS者も同じです。これが原因でAS男性と子どもの争いが始まります。2人の間に入って諍いを収めようとするのはたいてい母親です。最後には気持ちが引き裂かれたように感じる女性もいます。夫も子どもも彼女に自分の味方になってほしいと迫ります。たいてい女性は子どもの側に立ちますが、父と子は彼女の関心を引こうと躍起になります。彼女は両方を満足させることはできません。母親をめぐる父と子の闘いが激化すると、家族全員に強いストレスと不安が及びます。妻が子どもに目を向ければ向けるほど、AS男性の嫉妬は高まり、拒絶感が生まれます。子どもに対して復讐心さえ感じる場合もあります。そうなると妻は子どもを守ろうとして余計に防御的になります。ある女性は夫に「子どもたちは前の結婚のときにもう十分つらい思いをしているのだから、あなたは大人の振る舞いをしてね。子どもたちが嫌

なことを言っても、いちいち激しく怒らないで」とたびたび頼んでいました。そして「子どもたちから少し距離を置いて、ときどき褒めてやれば問題は良い方向に向かうはずよ」と説得しました。彼は耳を傾けました。うなずいて彼女の言ったことすべてに賛同しました。問題はそれで解決したように思われました。ところがその後、子どもがまた何か言うと、彼は前と同じ反応を示して子どもたちを責め始めました。そのせいで家族全員の生活が難しいものになりました。

　重要なのはこのような問題が子どもに与える影響です。私はそれを調べるため、何人かの子どもと大人に「ASの親に育てられた（あるいは育てられている）ことをどう思いますか」という質問を出しました。彼らの回答をいくつか紹介しましょう。名前は変えてありますが、年齢はそのままです。

キャロライン　18歳

　実は何を書いたらいいのかよくわかりません。彼（継父）とASを切り離して考えるのは難しいし、どうしても批判しているみたいになってしまうからです。気に障ったのはたいてい些細(ささい)なことでした。あとは態度やふるまい全般です。例えば、私たちは魔法瓶にお湯を注ぐとき、口のギリギリまで入れなければなりませんでした。継父はそういうことに狂信的なくらい厳しかったです。他には、マーガリンに使ったナイフを続けてジャムに使わないとか、とにかく些細なことにうるさかったです。そうしたほうがいい理屈は私にもわかっていました。でも彼の反応はあまりにも理不尽で、場違いな感じでした。

　正当な理由がないことをすれば叱られました。彼は自分が言ったことや自分が作ったルールを曲げたり、譲ったりできない人でした。私たちの立場で物事を見ることはまったくできませんでした。

　地図や道順など自分が興味のあることを聞かれると、彼はいつまでも、質問からかけ離れたことまで話していました。ある日私はBという場所までの道順を聞きました。友だちとちょっと自転車に乗って出

かけようと思ったのです。すると彼は説明に15分もかけました。道の詳しい様子や、行ってはいけない道のことまでずっと話していました。

　彼は私たちが友だちを呼ぶのを嫌がっていました。友だちが来たときにはいつもキッチンでおしゃべりをしたのですが、それがうるさいと言っていました。そして私の友だちについてあれこれ大声で言っていました。本人に聞こえるかどうかは一切関係ないようでした。遊びに来た友だちにひどいことを言って、私と大喧嘩になったこともあります。その友だちは鼻と唇にピアスをして腕には金属のブレスレットをつけていました。彼はその子に面と向かって「顔が金属だらけじゃないか。そのままで探知機検査を通ったらびっくりだね」と言ったのです。友だちはとても傷つき、いたたまれなくなりました。私も同じです。そんなに失礼な態度をとった彼が腹立たしくて仕方ありませんでした。

　外出先では不満があると店員に当たり散らしました。店員は一生懸命仕事をしているだけで何の悪いところもありませんでした。買った品物が気に入らなくてもそれは店員の責任ではないということが彼にはまったく見えていませんでした。おまけに一旦話し出すと止まらなくなります。彼は自分の考えを押し付けて、相手にどうしても自分が正しいと認めさせようとしました。他の人たちを怒らせていることにも気がつきませんでした。ただ自分の目的まっしぐらでした。ときどき話が本題からまったく外れるのですが、それでも一向に構わないようでした。とにかく話を止めることができませんでした。

マイケル　13歳

　父は僕と何か楽しいことをするために時間をとったりしませんでした。それで母は「マイケルをどこかに連れて行ってほしい」と文句を言っていました。父は僕を映画に連れて行くようになりました。でも映画館に着くと、父は好きな映画を1人で見なさいと言って、自分は

別な部屋で見たい映画を見ていました。だからそこでも一緒に過ごしていたわけではないのです。

サラ　20歳

　母は私がまだ小さい頃再婚したので、私が覚えているお父さんと言えば継父だけです。子育ての仕方はかなり変わっていました。当時はわかりませんでしたが、友だちの親と比べると大違いでした。

　まず、禁止されていることがたくさんありました。手や衣類を汚してはいけない、大きな音を立ててはいけないなど。食事の時間は最悪でした。母も継父もすごく厳しかったです。

　私はいつも継父に咎められているように感じていました。ありのままの私を愛するのではなく、何かを成し遂げて初めて愛してくれるようなところがありました。でも何かの修理を手伝ってほしいときや、送迎が必要なときにはいつもそうしてくれました。仕事には熱心でしたし、私の誕生日は一度も忘れたことがありませんでした。

　私が男の子のグループと出かけるようになると、継父は過保護になりました。男の子たちにひどい態度をとって嫌な気持ちにさせたりしました。

　今の私は継父がASだと知っています。ASだとわかって、たくさんの疑問が解かれました。ただ、もっと早くに誰かが気づいて教えてくれたらどんなに良かったかと思います。そうすれば私も母もあんなに涙を流すことはなかったでしょう。

　これらは回答のほんの一部です。ASの親、あるいは義理の親に育てられた子どもたちの多くが、支援を受けられなかったことや親のASを知らなかったことに強い怒りや失望を感じています。

　ASの情報が広まる中、この問題には今後しっかりとした対応が求められるでしょう。ASの親のいる子どもたちにも特別な支援グループやカウンセリングが必要です。自分の気持ちを理解し共感してくれる人と話すと、

自己価値が高まり、自分は1人ではないと感じられるようになります。
　次章ではAS者の性について述べていきますが、そこでも孤独感が問題となっています。

キーポイント

□ ASだから悪い親になるわけではない。
□ AS男性は子どもが生まれる前から不安に襲われることが多い。
□ 子どもたちはASの親を「よそよそしく、物静かで、感情的ではない」と表現している。
□ ASの親は良い親になろうと一生懸命努力をすることがある。
□ ASの母親はASの父親よりも多くの困難を抱えることがある。
□ 実子と良い関係にあると感じているASの父親は大勢いる。
□ ASの親は子どもの発達年齢に応じた接し方がなかなかできないことがある。
□ 定型発達女性の多くがASの夫について「もう1人手のかかる子どもがいるようだ」と話している。
□ 「注意がそれやすい」というASの特徴は育児の面で問題となることがある。
□ AS女性もAS男性と同様にルーティンへの欲求がある。

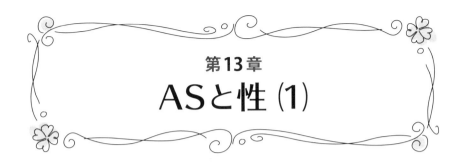

第13章
ASと性 (1)

　性的なかかわりには数多くの要因がからんでいます。セックスは決して単一の問題として扱われるべきではありません。育ち方、文化、宗教、年齢、考え方、そして何よりパートナーが大きく影響しています。「パートナーのどこに惹かれましたか」という質問に性的な魅力を挙げたAS男性はほとんどいませんでした。彼らはそれよりも「実用的な面で何をしてくれるか」を重視していました。性の面で定型発達女性の多くがASパートナーを「押しつけがましくなく、私の意志を尊重してくれる。非常に紳士的だ」と評しています。セックスを強要されていると感じている女性はごく少数でした。現代社会では「男女関係は時間をかけて築いていくもの」という価値観は過去のものになっています。そんな中で彼女たちは他の男性とは違うAS男性の側面を喜ばしく受け止めています。

　私が話をしたカップルの多くが「出会ったときセックスは優先順位の上にはなかった」と述べています。女性は「彼がセックスを重視しないのは、私を性の対象ではなく、1人の人間として尊んで高く評価してくれるからだ」と思っていました。この考えは2人の初期の関係を築く上で非常に重要な役割を果たしていました。

　あるAS男性は婚約者に「セックスは結婚するまで待つことにしたい」と告げました。2人が出会ったとき、彼に性的な経験はありませんでした。彼はそのとき40代でした。「どうしてその年になるまで経験がなかったのか、よく考えてみるべきでした」と奥さんは当時を振り返って言いました。

2年後、2人は結婚して初夜を迎えました。しかし彼は自分がどうふるまったらよいのかわからず、不安で勃起できませんでした。それまでの関係を変えたくなかった彼は、性的な場面で彼女とかかわることができませんでした。これまで2人のセックスが成功したことは1度もありません。それでも彼女は20年にわたって不満を抱えたまま結婚生活を続けています。
　しかしAS者の男女関係においてセックスは必ずしも問題になるわけではありません。「セックスはパートナーに自分の深い気持ちや愛情を伝える一番楽な方法だ」と言う男性も複数います。セックスは確かにコミュニケーションの一形態です。気持ちを身体で伝える表現方法です。「言葉で表すよりもずっと簡単だ」という意見を私はAS男性から何度か聞いたことがあります。彼らにとってセックスは単なる性行為ではなく、愛の行為なのです。自分が選んだ女性との間だけで行うことなのです。彼らは「愛情がなければパートナーとも他の女性とも性的な関係はもてない」と言ってその点を強調します。
　思いやりに満ちた快適な性生活を送っていると報告したカップルもいました。彼らの場合、女性はたいてい外交的で、性の面でかなりの自信があり、経験が豊かな人たちでした。そのためセックスではパートナーをリードし、希望をはっきり伝えられるのです。男性がASであることを本人も女性も知っているなら、彼はパートナーの言うことを聞いて学ぼうとするでしょう。そうすればセックスは2人にとって一層楽になります。
　しかしAS男性はがんばろうと思うあまり、強迫観念的になってしまうことがあります。ある男性は奥さんを何とか喜ばせようと努め、自分ではうまくできるようになったと思っていました。ところが奥さんから「新しいことを何もしないのね」と不平を言われてしまいます。私が「どうして新しいことをしようと思わないのですか」と聞くと彼は「うまくできているのに、どうして変えたりしなくちゃならないんですか」と答えました。奥さんは以前、彼とのセックスにとても満足していると言ったことがありました。彼もそう思っており、同じ状態を保つことだけを考えていました。奥さんがもっと違うことを望んでいるとは気づきませんでした。彼女は確

かに「満足している」と言いましたが、それは2年も前の話です。それ以来何も変わっておらず、奥さんは何か別なことを試したがっていました。

　他に挙げられた問題として、セックスの開始があります。3人のAS男性がセックスの始め方が非常に難しいと言っていました。男性がなかなか始めないと、定型発達の女性は「彼は私を欲しくないのかもしれない」と思うことがあります。「自分に性的な魅力がないからだろうか」という疑問が湧くかもしれません。

　そのようなとき多くの女性が自己価値や自信が大きく揺らぐのを感じます。いつも自分から誘っていると「彼は本当にセックスをしたいのだろうか」、「もしかすると義理でしているのだろうか」と思ってしまいます。無理もありません。ところが男性の話を聞くと、やはり彼らもそのような状況では「自分は求められていない」、「セックスをする価値がないと見なされている」と感じているのです。彼らは奥さんを喜ばせたいのにそれができない、あるいはセックスを始める自信がないと言っていました。おそらくその理由の1つは、パートナーが出す非言語のサインをうまく読み取れないことにあります。ある男性は「妻がセックスをしたいのか、それともただ抱き合ってリラックスしたいのか、察するのは無理です」と言っていました。奥さんがセックスをしたくないときに「誘ってほしいと思っている」と勘違いしてしまいます。あまりにも何度も誤解したため彼はまた間違えたのではないかと怖くなり、誘わなくなりました。彼はこう言いました。「セックスをしたいのか、オーガズムを求めているのか、あるいは生理中なのでただ抱き合っていたいのか、どうしてはっきり言えないのでしょう。僕にはわかりません。十中八九は間違うのに、どうやって察したらいいんですか。また彼女から我儘だとか無神経だと責められるだけです」

　AS者にとってパートナーの望みを察するのはどんな状況でも難しいことですが、特にベッドでは言葉によるコミュニケーションが少ないので一層困難になります。パートナーが出すサインを正確に読み取れず、彼女がセックスをしたくないときに「したがっている」と思い込むなど、極端な解釈をしてパートナーから強引だと責められる人もいます。女性が口頭ではっき

りと「セックスはいや」と言わなければ、最悪の場合、強姦未遂あるいは強姦罪で訴えられるかもしれません。

　だからこそ思春期のASの子どもたちには性行為のルールと共に、「ノー」の意志は言葉だけで伝えられるものではないと、しっかりわかりやすく教える必要があるのです。学校で一般的に行われる性教育はASの十代の生徒たちには不十分です。異性に魅力を感じてからデートを経てセックスに至るまでの重要事項をまとめて教えるのではなく、ASの子には分割して丁寧に説明するべきです。

　ある十代の男の子は「もし女の子が胸を触らせてくれるならセックスをしてもいいのだ」と信じていました。テレビを見てそう思うようになったのです。彼には性的な場面での言動に関してはっきりとした指導が必要でした。十代の女の子は自分の希望をなかなか言葉にはしません。セックスをしたくなければ、むしろ身体言語で伝えるでしょう。例えば「そこは触らないで」と直接言うのではなく、触られないように体を動かします。ところがASの男の子はなぜ彼女が体を動かすのかわからないでしょう。AS者にとって身体言語の読み取りは子どもの頃からすでに苦手な分野です。テレビの情報から大切なことを誤解していた男の子は、今後も求愛行動やセックスについて正しく教わる必要があるでしょう。

　十代の男の子たちは同年代の仲間から一目置かれるためにセックスをしなければならないと思い込むことがあります。大人はASの子をそのようなプレッシャーにさらさないように気をつけなければいけません。彼は「人気のある男子はセックスの経験があるらしい」とおそらく気づいているでしょう。自分自身はセックスに対する欲求も心構えもまだないのに、その子の真似をして試してみようとするかもしれません。

　性行為に関してプレッシャーを感じ、悩んでいたAS男性は3人いました。「妻には毎月性的な欲求が高まる時期があるようだが、直接は言わない。僕はその時期を察して彼女を満足させなければならない」と述べた男性も複数いました。オーラルセックスなど特定の性行為に対する強い不快感を訴える男性もいます。しかしそれでも彼らは何とかその行為をしなけ

第13章　ASと性(1)　119

ればならないと感じていました。それが嫌になって、やがてセックスを一切やめてしまうかもしれません。あるいは嫌でも我慢して行うことで勃起不全を補おうとする男性もいます。

　26％のAS男性はセックスの回数に不満足で、もっと積極的な性生活を送りたいと望んでいました。彼らのほとんどは性的に活発な人たちだと言えるでしょう。しかし私がインタビューをした定型発達女性のおよそ半数が、パートナーであるAS男性とはまったく性的接触がないと答えていました。

　専門家の中には、性に対する消極性はASの特徴に由来すると言う人がいるかもしれません。しかしそれは「ASは古典的自閉症に密接に関連している」という誤解に基づいた間違いです。映画『レインマン』にはこの誤った考えが色濃く表れています。ダスティ・ホフマン演じた自閉症者レイモンドは性的な関心がまったくない人として描かれていました。確かに自閉症のせいで非常に閉鎖的で内に引きこもっている人たちはいます。コミュニケーションをとろうとせず、密接な身体的接触には興味がない人も多いです。しかしAS者は別です。ASの人をノンセクシャルと見なすのは大きな誤りです。

　セックスは単なる身体行為ではありません。心理的・身体的行為なのです。複数の研究が「セックスの問題は身体的なことよりも心理面での困難が原因となっている」という結果を出しています。これはASの有無に関係ありません。

　心理的な問題は早漏、遅漏、インポテンツなどの機能不全につながることがあります。これらの問題は自分たちだけで簡単に解決できるものではありません。2人でよく話し合い、外部に助けを求めることが必要です。性的な問題は強いフラストレーションを引き起こします。そのせいで破局を迎えるカップルもいます。セックスがうまくいかない原因は身体的なことかもしれません。他の理由を探る前にまず総合医に検査をしてもらいましょう。本章で私が扱うのは心理的な問題であり、身体的なことではありません。

早漏、遅漏、インポテンツの心理的な原因を一つひとつ検証するとASの影響が見られることがあります。

　早漏とは、男性が挿入前あるいは挿入後すぐにオーガズムに達してしまうことを指します。これは通常パートナーの女性が何らかの満足を感じる前に起こります。早漏は双方に失望をもたらし、女性は「利用された」、「愛されていない」という気持ちになることがあります。「彼は自己中心的だ」、「自分さえ満足すればいいのだ」、「私が快感を得るかどうか、満足するかどうかは何も考えていない」と思います。その気持ちを話さないでいると、AS男性は自分の早漏が彼女を悩ませているとは気づかず、問題は何も解決しないでしょう。ある男性は「妻はセックスをできるだけ早く終わらせたいのだと思っていました。長く続けてほしいと望んでいるように見えたことは一度もなかったから」と話していました。

　オーガズムをコントロールするには自分の身体に起こっていることに気づく必要があります。自分が感じている刺激を把握していなければなりません。心身の連結が求められます。もし男性が自分のふるまいを不安に思い、あれこれ心配するなら、身体の刺激に十分に集中できずオーガズムに達することができません。

　ASには不安がつきものです。AS男性は絶えず状況を読み取ろうと努力をしています。自分は正しいことをしているかどうか見極めようとします。そうすればするほど、AS男性は身体に集中できなくなります。すぐにオーガズムに達する回数が多くなれば、彼はますます自分の行為について思い悩むようになります。このパターンは一旦定着すると崩すのが非常に難しくなります。

　あるAS男性は「自分は何をしてもだめなんです。妻をイライラさせないようにしていますが、どんなにがんばっても無理なんです」と話していました。彼は奥さんと一緒にカウンセリングを受けていました。早漏のせいで2人の関係がうまくいかなくなってとても悩んでいました。「僕にはできない」という彼の考えはパターン化しており、変えるには何週間ものカウンセリングが必要でした。その後もオーガズムまでの時間は2～3分程度に

留まっていましたが、一方で彼は奥さんを満足させる方法をいくつも覚えました。奥さんが「彼は自己中心的ではなく、私を満足させたがっている」と理解したことをきっかけに、2人は共に性生活の立て直しを始め、かなり大きな進歩を実感できるようになりました。2人は以前よりも幸せです。心身共に一層満足しています。

　遅漏とはオーガズムに達するのが困難な状態です。程度は個人によってさまざまです。深刻であればあるほど回復は難しくなります。これは射精に対する過剰な抑制が原因です。性交時のみに遅漏になり、オーラルセックスや手による刺激ではオーガズムに達する男性や、マスターベーションでなければオーガズムを得られない男性もいます。パートナーに対する不安や内的葛藤は遅漏の原因になります。2人の関係を進展させる決意ができず、その不安が遅漏の原因になっている場合は、女性の内部に射精できないことから通常明らかになります。

　遅漏の男性はセックスで不安がつのると早漏とは逆の反応を示します。射精が遅くなるのではないかという恐れで頭がいっぱいになり、自発的な射精行為が妨げられてしまいます。セックスの快感は経験しますが、射精ができなくなります。

　遅漏を改善するには、セックス以外の面で2人の間に軋轢（あつれき）がないかどうかを調べ、あるなら解決する必要があります。男性はオーガズム以外のことに集中しなければなりません。射精ばかりを意識するのではなく、何か他にエロティックなことを考え、気をそらすとよいでしょう。

　遅漏の治療が成功するかどうかは、実際の原因と共に本人がカウンセリングでどの程度オープンに話せるかにかかっています。夫婦でカウンセリングを受けていたある男性は結婚してから体内射精を一度もしたことがありませんでした。

　以前短期間付き合っていた女性とのセックスでは可能でしたが、奥さんとではできません。奥さんは「私には魅力がない。彼に求められていない」と感じていました。最初その男性は理由を話したがりませんでした。しかし何週間も経って信頼関係が築かれ、2人がASについて理解できるよう

になると、原因が見えてきました。

　彼の母親は非常に独占欲が強く、何でも支配したがる女性でした。セックスはとても汚いことと見なされ、家庭で性に関する話題が出ることはめったにありませんでした。十代の頃の彼に性的な出会いは一切ありませんでした。興味はあったと認めていますが、それよりも成績を上げることに夢中だったそうです。20歳のとき彼は大学で同級生の女の子と付き合うようになりました。彼女はとても純粋な子で、避妊に反対する厳格なカトリックの家庭で育っていました。彼もまた無邪気で世間知らずでした。彼女と性的な関係になったとき、彼は射精の前に引き抜くと言っていたのですが、我慢できなくなり、彼女の中で射精をしてしまいました。彼女は非常に動揺し、妊娠するのではないかと恐れました。悪夢は現実となり、彼女は両親に打ち明けざるをえなくなりました。状況はさらに厳しくなりました。彼女は14週で流産し、彼を決して許しませんでした。この時期は彼にとって極度のストレスが伴う非常に苦しいときでした。そして彼はそのつらさと射精を関連させてしまったのです。それはすぐに直せるようなものではありませんでした。彼はいつの間にか射精に対して強固なバリアを築いていました。「射精をしてはいけない」という思いは絶対に破れない掟のようになりました。射精は決して超えてはいけない一線となったのです。

　AS者は状況を適切に置き換えて考えるのが苦手です。若い頃に関連付けたことは自分で意識し変えようとしない限り一生続く可能性があります。場合によってはまったく変えられないかもしれません。

　第10章で、野球帽を後ろ前にかぶっている人を見ると不信感や脅威を覚える男性について述べました。彼はかつて野球帽をかぶっている暴漢グループに出会い不快な思いをしました。それ以来、野球帽を後ろ前にかぶっている若者の行動を一般化するようになりました。彼の目に入っていたのは若者そのものではなく、彼がかぶっていた野球帽だけだったのです。

　我慢できずに射精したことで怒りとトラウマを抱えていた男性も、セックスでのときにはいつも射精と当時のつらさをリンクさせていました。ガー

ルフレンドはまだ若かったこと、セックスが望まない妊娠を招いたことは過去の問題です。今は違います。しかし彼には割り切って考えることができませんでした。つらい思いを避けようとして射精を制御するあまり、とうとう射精ができなくなってしまいました。

　過去の問題は遅漏の理由の１つに過ぎません。セックスをしなければならないというプレッシャーがある場合は一層他に原因があるでしょう。しかし過去の出来事が遅漏にかかわっている場合、本人に負担をかけないようにしながら根本的な引き金を探っていかなければなりません。

　インポテンツとは勃起不全のことです。夫婦のカウンセリングで性の問題を扱うときに最も頻繁に挙がったのがインポテンツでした。何年も、あるいは何十年もセックスをしていないカップルがいます。パートナー女性の多くは「彼が浮気をしているのではないか」、「自分には彼を引きつける魅力がない」と思い、苛立っていました。なぜ彼はセックスができないのか、まったくわかりませんでした。そしてその理由を語ってくれたAS男性の多くが、パートナーとのセックスよりもマスターベーションを好んでいました。AS者は１人きりで何かに没頭する傾向があります。趣味もほとんど１人でできることです。自分ならではのやり方を開発し、自分でコントロールできることに喜びを感じます。他者のニーズを理解したり、それに合わせるわずらわしさがないので、１人の方がずっと楽なのです。

　ある男性はサイクリングが大好きでした。奥さんも何とかついていこうと努力していましたが、何もかも夫のやり方に従わなければなりませんでした。つまり彼が選ぶルートを彼のスピードで走らなければならないのです。趣味を分かち合っていると言えば確かにそうですが、あくまでも奥さんがついてくればの話です。彼は何の反論も許さず、全面的に支配していました。セックスでもそうでした。自分の好きなときに自分のペースでできるなら、セックスをしますが、奥さんが自分に合わせてくれないときはマスターベーションの方がいいと考えていました。

　セックスよりもマスターベーションを好むのはAS男性には珍しいことではありません。そのためパートナーは「彼はインポテンツで、セックスをで

きない」と誤解します。実は彼らの多くは勃起が可能でオーガズムに達する力もあります。ただパートナーとのセックスではその力を発揮しません。マスターベーションのほうが楽しく、コントロールもしやすいからです。

　もちろんインポテンツにも別な理由が考えられます。2人に未解決な問題があり、パートナーに怒りを感じているからかもしれません。しばしばAS者は衝突を避けるためなら何でもします。自分の怒りを口に出さずに黙っていれば彼女と喧嘩にならないなら、そうするでしょう。同じように諍いを避けるためにインポテンツになったり、セックスを拒否する人がいます。彼らにとってそれは、不満や怒りがあると伝える方法になっています。もしこの問題が早期に解決せず、セックスの代わりにマスターベーションをするようになると、やがてそれはルーティンとなり、壊すことができないほど定着してしまうでしょう。

　セックスを拒否する理由には感覚過敏も挙げられます。匂い、感触、あるいは特定の布地など反応するものは人によってさまざまです。

　性の問題を抱えているある夫婦に感覚過敏の話をすると、男性がすぐに「妻は僕の清潔感が行き過ぎだと文句を言うんです」と話し始めました。彼自身、確かに行き過ぎかもしれないと思っていましたが、彼の潔癖症は奥さんの意欲をそいでいました。セックスをしたがらないのはむしろ奥さんのほうでした。彼女はベッドでの様子を話してくれました、ベッドに入ると彼は彼女の上に乗り、歯磨きのときデンタルフロスを使ったかどうか尋ねるのです。奥さんが「いいえ」と言えば、彼は「今夜は僕とセックスしたくないから、フロスを使わなかったんだ」と思い込みました。もし「ええ」と答えたら、彼はキスをします。そして、いつシャワーを浴びたのか、今日シャンプーはしたかと聞きます。「いいえ」なら、彼女はセックス直前であってもベッドを飛び出して浴室に行かなければなりません。それも、ただざっと体を洗うだけではだめなのです。たとえ真夜中であろうとシャワーをしっかり浴びたり、お湯につからなければなりません。

　このことで2人はしょっちゅう言い合いをするようになりました。そのうち彼は奥さんがお風呂に入ったりシャワーを浴び終えるのを待ち構えて

セックスに誘うようになりました。入浴後、彼女が何か別なことをしようとしていても、彼には関係ありませんでした。奥さんがセックスをしたいかどうかも考慮しません。とうとう彼女は耐えきれなくなり、セックスを一切拒むことにしました。

「彼は私をまるで物のように扱っている感じがします。血の通った１人の人間として受け入れていないんです」と彼女は言っていました。

特定の部位に触られると過剰に反応する人もいます。ある男性は性交痛を感じていました。パートナーは彼がなぜセックスのたびに飛び上がったり、身をすくませるのか理解できずにいました。感覚過敏の部位として乳首周辺、腕、背中も報告されています。パートナーにどこが過敏かを知らせておくと、そこを触らないように注意してくれるでしょう。

特定の素材の布地に過敏なAS者もいます。彼らはできるだけその布地に触らないようにしているでしょうが、パートナーには話していない人がいます。ある女性はベッドを温かくしようと思い、シーツをフランネル調の化繊のものに変えました。ところが彼女の夫はその夜ずっと落ち着かず、イライラしていました。最後にはベッドを出て掛布団の上で眠っていましたが、彼は原因について何も言わなかったため、奥さんにはわけがわかりませんでした。化繊フランネルのシーツを取り、元の綿のシーツを使うと夫はまた眠れるようになりました。

パートナーがASであろうがなかろうが、セックスの問題はどのカップルにも起こり得ます。しかしASの場合、コミュニケーションの難しさが伴うので問題の識別や解決は一段と困難になります。ASカップルに限らず一般的に、セックスがうまくいかないときにはたいてい２人の間に他の問題があるはずです。関係そのものが危機的状態に陥っている恐れもあります。私が出会ったカップルの中には性的な悩みをまったく話さない人たちがいました。問題が解決されなかったケースもあります。ある男性は浮気をする代わりにマスターベーションに没頭しました。夫婦間の争いにつながるほど困った問題は浮上せず、当然、外部に助けを求めようともしていませんでした。

私がインタビューをしたASの女性たちは大きく２つに分けられます。１

つ目はパートナーとの間にセックスの必要性を感じず、セックスについて考えただけでぞっとするというタイプ。2つ目はセックスに対して非常に開かれた考えをもっている人たちです。

　ある女性は夫も性行為そのものも汚くて不潔と感じており、まったくセックスができないと言っていました。彼女はセックスを情緒的な行為や愛の行為とは考えず、単に肉体の結合による身体的作用と見なしていました。この女性は臨床的なことに詳しく、体液や体臭がどう混ざるかも知っていました。そのような見方しかしないためセックスに対して不快感をもっており、結婚生活もセックス抜きで続けられていました。ところがこの夫婦はどちらもそれを問題だと思っていませんでした。夫はマスターベーションで性欲を見たし、彼女には夢中になれる趣味がありました。

　一方、セックスにオープンで、セックスを感情と完全に切り離し、目的達成の一手段と見なしている女性がいます。セックスとは身体的な満足を与えるものなのです。彼女たちは、「性行為は簡潔でわかりやすく、精神的に余計な努力を要しない」と考え、単に快感が目的でセックスを楽しんでいました。相手はパートナーに限らないと答えた女性もいました。

　AS者に必ず性的な問題があるわけではありません。ASはコミュニケーションと社会的相互作用に困難をもたらします。繰り返しますがセックスはコミュニケーションの一形態です。ですから問題の原因は個人の性的能力にあるというより、むしろコミュニケーションにあると言えるでしょう。私の調査では、無言の合図の読み取りとそれに対する応答の難しさ、また暗黙の決まりをなかなか学べない点が原因として明らかになりました。コミュニケーションの問題を考えると、この結果は当然でしょう。

　AS者の場合、オーガズムによる身体的な満足感をパートナーと分かち合いたいという欲求が低いことがあります。これが性的な関係におけるASの最もネガティブな影響でしょう。身体的な満足は1人でも簡単に得られます。この点はAS者の生活に見られる他の特別な興味やニーズに類似しています。

キーポイント

- □ AS男性にとってセックスはパートナーに気持ちを伝える最も楽な方法となっている場合がある。
- □ AS男性は性行為を完璧にしなければならないという強迫観念にかられることがある。
- □ AS男性はセックスを始めるのが非常に難しいと感じることがある。
- □ AS者は非言語の合図をうまく読み取れず、それがセックスの問題の原因になることがある。
- □ 性行為にプレッシャーを感じ、特定の行為に不快感を覚えるAS男性がいる。
- □ セックスの回数が少ないと不満を訴えるAS男性もいる。
- □ セックスをまったく行っていないASのカップルは非常に多い。
- □ 心理的な問題が性の機能不全を引き起こすことがある。
- □ 早漏、遅漏ともにコントロールの問題がかかわっている。
- □ インポテンツは性的関係の問題として頻繁に挙がっている。
- □ AS男性の多くが性交よりもマスターベーションを好んでいる。
- □ 接触過敏はセックスで問題となることがある。
- □ AS女性の性に対する見解は大きく次の2つに分けられる。
    ① パートナーとの関係にセックスを必要としない。
    ② セックスに非常にオープンである。

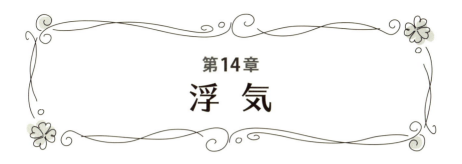

第14章
浮　気

　セックスだけが目当てで異性と性的関係にあるAS者に私は会ったことがありません。関係を築いたり続ける上でセックスが主な動機になるケースは稀です。浮気をするAS男性が非常に少ない理由もそこにあるのでしょう。しかし例外はあります。本章と次章ではその稀なケースを紹介していきます。

　私の調査ではAS男性の75％が浮気をしたことがありませんでした。中には何十年も貞操を守っている男性が複数いました。これは女性に大きな安心感を与える良い特徴の1つです。彼らが浮気をしない理由はたくさんあります。あるAS男性に「奥さんと何年もセックスをしていないのにどうして貞操を守っているのですか」と尋ねると、彼は非常に驚いて「どうしてって、彼女は良い母親で良い妻です。料理も上手です。家の中はいつも片付いています。私のシャツにアイロンもかけてくれるんですよ」と答えました。そして「それなのにどうして他の女性が欲しいと思うでしょう」と聞き返しました。

　AS男性の頭の中には「パートナーにはこういう特質があって、こういうことをしてほしい」という理想のリストがあるようです。その中に「セクシーでなければならない」という項目はまずありません。AS男性の浮気の理由を調べてもセックスは出てきませんでした。たとえ他の女性と性的な付き合いをしていてもその動機は明らかにセックスではないのです。これは彼らがパートナーに初めて魅力を感じたときと同じです。定型発達者同

士の関係ではセックスが重視されることがありますが、AS者は違います。AS男性あるいはAS女性が浮気をするとすれば、その相手から自分は必要とされている、好かれている、特別な存在であると感じたからなのです。性的な魅力を感じたからという証言は一切ありませんでした。

　これはおそらく子どもの頃に始まるパターンだと言えます。ASの子どもは友だちを作るのが苦手だと自分で気づくことがあります。「人気者になりたい。友だちがたくさん欲しい」と思ってもソーシャルスキルが足りないため、その願いはなかなか叶いません。ASの子が人気を得る方法として、特別な興味の活用があります。スポーツや勉強で何か1つ非常に得意な分野があれば、それも利用できるでしょう。ある十代の男子生徒は科学に秀でていました。授業で難しい課題が出ると彼は自分が一躍注目を浴びることを知りました。突然引く手あまたになった彼は「僕はみんなからこんなに必要とされている。大切に思われている」と感じました。しかし同級生たちは、彼の知識が必要だっただけで、彼が好きだから探し回っていたわけではありません。彼らは本当の友だちではないということが彼にはわかりませんでした。

　このようなエピソードは大人になっても続くことがあります。成人後も「好かれたい。注目を浴びたい」と切実に願っているAS者がいます。人が寄ってくるのは彼が仕事で良い地位についているから、あるいは気前が良いからかもしれません。騙されやすいからかもしれません。しかしその理由に本人は気づきません。自分が相手に好かれている、必要とされていると感じるなら、とにかくそれに応えようとするでしょう。浮気をしつつあることすら気づかず、相手の女性に利用されていてもわからないでしょう。AS男性が率先して他の女性を誘ったり、探すようなことはめったにありません。しかし誘われたら断れないかもしれません。特に家庭で「自分は拒絶されている」、「不要な存在なのだ」と感じているなら、誘いに乗ってしまうかもしれません。

　AS男性の浮気がパートナーや家族に与える衝撃は定型発達者の場合と変わりません。ただ、定型発達男性にとって浮気の目的はしばしば性的なニー

ズを満たすためであるのに対し、浮気をしたことのある AS 男性の話を聞くと性は無関係でした。多少はあってもセックスには至っていませんでした。

　ASの夫が浮気をしたという理由でカウンセリングに来た夫婦がいました。2人共30代で、結婚してまだ2年しか経っていませんでした。奥さんは夫が連絡を取った相手の電話番号のリストを見せて「浮気相手を募集している女性の広告の番号です。出会い系サイトの番号もあります」と言いました。彼はすでに複数の女性に会っており、中の1人とは3週間ほど続いていました。「よくそんなことができたわね」と彼女は夫に向かって言いました。「私はずっと信じていたのに」。すると彼は強い口調で「浮気など1度もしたことがない」と返したのです。彼女は「嘘つき!」と言い、かなり攻撃的になって彼を部屋から追い出そうとしました。

　私は「確かに証拠はありますが、彼に弁明の時間をあげてはどうでしょう」と促しました。彼は他の女性に電話をして直接会ったことを認めました。しかしそれでも「悪いことは何もしていない」と言い張りました。奥さんは口を挟まずにはいられませんでした。自分のしたことにまったく責任をとろうとしない夫に激怒していました。「僕は妻から言われたことをしただけです」と彼は言い訳がましく言いました。奥さんの怒りはピークに達し、彼は「妻の前でこの話はもうしたくありません」と言って口をつぐんでしまいました。私は次回まで2人きりでこの件について話し合わないことを約束してもらい、その日はそこでおしまいにしました。

　2回目のカウンセリングは「怒りを抑えて相手の話に耳を傾けること」を前提に始められました。私は前回の「悪いことは何もしていない」という彼の発言にはどういう意味があったのかと尋ねました。やがて「浮気」という言葉について話すうちに、彼にとっての「浮気」とは別な女性と性的関係をもつことだとわかりました。さらに性的関係の定義を聞いてみると彼は「性交です」と答えました。彼はどの女性とも「性交」をしていませんでした。だから自分では浮気をした覚えはなく、奥さんの非難こそ見当違いだと思っていました。彼はさらに「結婚していなければ、誰かに会いに

知らないところに行ったりしなかったと思う」と付け足しました。「どういうことですか」と聞くと、彼は「外に出て別な女の人に会えばいいと言ったのは妻なんですよ」と言いました。奥さんは、カウンセリングの冒頭で合意した「怒りは抑えて……」のルールを今にも破らんばかりの形相でした。彼女は何とか我慢してはいましたが、苛立ちと怒りがどんどん激しくなっていくのが伝わってきました。

　詳しい話を求めると彼はこう答えました。「妻はオートバイレースの話はもううんざりだと言っていました。『ずっとそばに座って話を聴いてくれる女性を探せばいいのに』とも言いました。だから僕はそうしたんです。僕の話を彼女たちは本当に楽しそうに聴いていましたよ」。凍り付いていた空気は一瞬にして溶けました。奥さんは確かにそう言ったことを思い出しました。いつ言ったのかも覚えていました。「実際にそうしてほしいというつもりではなかったのに」と彼女は夫に説明しました。彼は「他の女性と会っているのがわかってもあんなに怒るとは思わなかった」と言いました。

　２人は和解し、オートバイのラリークラブに入ることにしました。そこでなら彼は思う存分レースの話ができるし、彼女も他の奥さん方と友だちになれます。

　定型発達の女性は自分の発言に十分気をつけなければなりません。AS者はよく字義通りの解釈をします。彼が発言を誤解していないかどうか確かめましょう。パートナーとの関係で浮気に関するルールや境界線を明らかにしておくことは非常に大切です。どのような行為が「浮気」に相当するのかを互いに知っておく必要があります。例えば「性的関係」という言葉１つにしても、具体的な意味を確認してください。先に挙げた男性の場合、性的関係はセックスを意味していました。出会った女性の１人が彼にキスをしたそうですが、彼は悪いことだと思いませんでした。セックスをしていないので浮気に当たらないと考えたのです。ルールと境界線については関係の初期段階でよく話し合い、はっきり決めておきましょう。言葉で伝えなくても自動的にルールがわかると思ってはいけません。

AS男性の中には女性の身体の特定の部位に強い魅力を感じ、それが原因で他の女性に興味を示す人がいます。ある男性は女性のお尻が大好きでした。大きなお尻の女性がいるとわざわざそこへ行き、その人の後ろに立つのです。特に何をするわけでもないのですが、あからさまにお尻を眺めるのでパートナー女性はしょっちゅう恥ずかしい思いをしていました。彼女にとって休日は最悪でした。海水浴に行けば、彼は一番大きなお尻の女性を探して、そのすぐそばにタオルを敷いて席を取りました。どうしてその行為がパートナーを怒らせるのか、彼にはわかりませんでした。そのように他の女性に視線を注ぐことが彼女にとってどれだけ残酷で侮辱的であるか意識できませんでした。それどころか彼は「彼女にも大きなお尻を一緒に見てほしい。この喜びを分かち合いたい」と思っていました。自分がパートナーを傷つけ、２人の関係を台無しにしつつあることに彼はまったく気づいていませんでした。

　他の女性に惹かれる理由は「権威や力があるから」、あるいは単に「優しくしてくれるから」など、無邪気でとても幼稚なことがあります。その女性は興味を示してくれないかもしれません。それでもし彼がしつこく関心を表すなら、ストーカー行為やセクシャルハラスメントと見なされてトラブルに発展する恐れがあります。これは特に気をつけなければいけない問題です。相手が若い女の子の場合、彼の優しさには下心があると誤解されるでしょう。本人に性的な目的や悪意はなくても、自動的に危険人物扱いされるかもしれません。AS男性は立ち位置が相手に近すぎるときがあります。誤解されるようなメッセージを発信してしまうこともあります。若い子はそのような行動すべてを非常に怖く感じるでしょう。

　ASの人たちはアイコンタクトや身体言語を適切に使えないために、しばしば相手を混乱させるようなふるまいを見せます。彼らのアイコンタクトはあいまいになりがちですが、長すぎるほど集中的に続くときもあります。相手をじっと見つめるのは性的な関心があるという合図にもなります。至近距離で立つと嫌がらせや脅しだと思われるでしょう。いずれの行為も不適切で誤ったメッセージを伝えてしまいます。いつの間にかトラブルを抱え

ることになっても、彼には思い当たることがありません。

　「彼はすぐに他の女性にちょっかいを出すのです。私の友だちにベタベタするので何度か怒ったことがあります」と言った女性が数名います。パートナーの女性はもちろん、周りの人たちも彼の行動にいたたまれなくなったそうです。AS者は誤解を招くふるまいをしがちですが、相手の行動を勘違いしてしまうこともあります。これがちょっかいを出す理由の1つだと考えられます。AS男性は親しげな態度を示されると「もしかすると誘っているのかな」、「性的な関係もOKということかな」と思い、自分も同じようなメッセージを伝えようとするかもしれません。その結果ベタベタしているような印象を与えてしまうのでしょう。ちょっかいの出し方はたいてい派手なものではなく、はにかんだような、あるいは少年のような感じです。ちょっかいを出された女性はまんざら悪い気はしないかもしれませんが、パートナーの女性は怒りを抑えられないでしょう。

　パートナーに問い詰められたAS男性は「ただ話していただけだ」、あるいは「親切にしていただけだ」と答え、「きみは嫉妬深い」、「独占欲が強い」と逆に非難を始めていました。繰り返しますが、通常AS男性の意図は性的なものではありません。単に好かれようとしているだけです。しかしそのふるまいと、それがパターン化していることにパートナーがどれだけ不愉快に思っているかは気づいていません。

　ここまでAS男性について書いてきましたが、AS女性の場合も浮気は問題になっています。調査に協力してくれたAS女性の3分の1が結婚後、別な男性と付き合っていました。その中に、「可哀想だから」という理由で大勢の男性と性的な関係にあった女性がいます。彼女が選んだ男性はかなり年上で何らかの障害がある人たちばかりでした。夫と別れるつもりはまったくなかったので、彼女は自分が不倫をしているとは思っていませんでした。「夫には障害がないので他の人たちのように私を必要とはしない」と彼女は言っていました。他の男性の望みを叶えることで彼女は何となく力を得ているように感じていました。

　彼らに認めてもらい、注目を浴びることを楽しんでいました。やがて暴

力をふるう男性に出会って初めて彼女は自分の行動が道徳に反し、危険だったと気づきました。またそれがきっかけとなって夫も彼女の不倫を知りました。

　夫が彼女にそれまでの経緯を聞くと彼女はあっけらかんとすべてを話しました。嘘をついたり、ごまかそうという気はまったくないようでした。このカップルは夫もASでした。診断は受けていませんでしたが、ASの特性がありました。そのため彼は妻が浮気をしている気配を察することができず、彼女は貞節だと思い込んでいました。当時2人の間に性的接触はありませんでした。彼は「彼女は僕とセックスをしたくないのだから、他の誰ともしたくないのだろう」と結論付けていました。私は彼女に「裏切られたことがわかれば、彼がどんなに痛みや怒りを感じるか、考えましたか」と尋ねました。彼女は「いいえ。だって彼に嘘をついたことは一度もないんですから」と答えました。そして「もし彼が浮気をしているのかと聞いていたなら、率直に話していたけれど、そう聞かれたことは一度もありません。だから彼も了解しているのだと思っていました」と自分の行動を正当化しました。

　このエピソードはAS女性の典型例ではありません。3分の2のAS女性は貞操を守っています。AS女性の不倫には多くの因子がからんでいます。ASだけが原因ではありません。性的衝動の程度、ニーズが満たされているかどうか、夫との関係、また2人の間でルールが話し合われ、決められているかどうかも影響します。両者共にASの場合、ルールの設定は特に重要です。

　過去のパートナーとのルールや境界線をそのまま適用し、現在のパートナーとはその話をしていない人たちもいます。定型発達者は別に話し合わなくても相手はルールを知っているはずだと考えがちですが、たいていそれは思い込みにすぎません。AS者の場合、他の異性との接し方に関しては2人でルールと境界線をきちんと決めて理解し合うことが必要です。問題は他にもありますが、私が出会ったカップルの75%が浮気をせずに結婚生活を続けています。つまりAS者の大半はパートナーに誠実であると言

えるでしょう。

　一方、定型発達のパートナーが浮気をしていたカップルもいました。浮気を知ったAS者は極端な反応を示しました。あるAS男性は妻が仕事仲間と浮気をしていることを偶然知りました。彼は直接彼女には怒りを表さず、相手を突き止めることに執念を燃やしました。彼のとった行動は常軌を逸していました。

　彼は彼女に気づかれないように2週間の休暇をとり、毎朝仕事に行くふりをしながら、彼女の浮気相手を探しました。思い当たる人物をリストにして慎重に消去法を行い、彼はとうとう男性を特定しました。彼は2人の後をつけ、メモをとり、証拠写真も撮りました。相手は彼女の同僚だったので名前と住所はすぐに判明しました。彼はその男性の奥さんに会いに行き、浮気の件を告げ、密会の日にちと時刻も知らせました。その結果この夫婦は破局を迎えました。

　次に彼は妻に証拠を突きつけ、浮気を続けるなら親権を譲らないと脅しました。2人の結婚は、彼が家を出るまでその後2年続きました。その間ずっと彼は妻にひどい言葉を浴びせていました。常にあてこすりを言って、浮気の話をぶり返し、容赦なく苦しめていました。彼が私にこの話をしてくれたとき、奥さんと別れてからすでに10年が経っていましたが、憎しみはまだ消えていませんでした。彼女が先の浮気相手とよりを戻さないかどうか監視までしていました。もしかすると彼女は別な男性と親しくなっているかもしれません。しかし彼の頭にその考えはなく、敵意と深い恨みはひたすらあの浮気相手に向けられていました。

　このように一度崩れたパートナーへの信頼は、AS者の場合、おそらく二度と回復しないでしょう。2人の関係もそこで終わるかもしれません。たとえパートナーの浮気の背景にそれ相応の理由があったとしても、裏切りは裏切りであり、言い訳は一切受け入れられないでしょう。自分が問題の一因となっているとは思いたくないのです。「パートナーをないがしろにしていたかもしれない」とか「2人の関係に必要なことを怠った」と認めるのが嫌なのです。自分がしたこと、あるいはしなかったことが原因で相手

が浮気に走ったとしても、その理由が見えません。焦点は「パートナーの浮気」に絞られ、過去でも未来でも何かうまくいかないことがあれば全部そのせいだと考えるかもしれません。

　浮気があったと答えたASカップルはごく少数でしたが、その後結婚生活が続いているかどうかはカップルによってさまざまです。本章で紹介した4組はすべて男女のカップルです。次の章では同性のカップルについて検証していきます。

キーポイント

☐ 男女ともにほとんどのAS者は貞操を守っている。

☐ セックスはAS者の男女関係において比較的優先順位が低い。

☐ どのようなことを「浮気」と見なすか2人できちんと決めておく必要がある。

☐ 女性の身体の特定の部位に強い興味を示すAS男性がいる。

☐ 非言語のサインを読み違えてパートナー以外の女性に親しげにふるまい、咎められるAS男性がいる。

☐ パートナーの浮気を疑い、どんなことでもしかねなかったAS男性がいる。

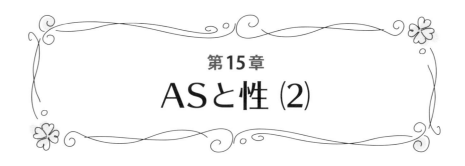

第15章
ASと性 (2)

　AS者のセクシュアリティはまだほとんど未研究の分野です。私がインタビューをしたAS者の中で、同性のパートナーと関係をもっている男性は3人、女性は1人いました。ただ、同性としか性的関係を育めないと言うAS者にはまだ会ったことがありません。もちろんこれはAS者に完全な同性愛者はいないという意味ではありません。ASは性的嗜好に関与しません。私が出会っていないだけで、ASの同性愛者は何人もいるはずです。

　前章で述べた通り、性的な理由だけで浮気をするAS者は稀です。しかし同性愛者の浮気に関しては異なる結果が出ています。彼らの関係は主に性的欲求に基づいていました。

　パートナーのAS男性が同性と浮気をしていたと語った定型発達女性は全員、彼の性的嗜好に気づいており、またそれを受け入れていました。彼女たちは夫との間に性交渉がまったくありませんでした。浮気相手が同性の場合、AS男性の動機は純粋に性的なもので、感情的な要素は入っていませんでした。妻との性行為では感情的な配慮がプレッシャーとなっていましたが、「男性との性行為にはそれがないためストレスが少なくずっと快適だ」と彼らは報告しています。女性はセックスを非常に情緒的な経験と見なし、相手にも同じ気持ちを期待する傾向があります。これは異性のASカップルの半数に性交渉がない一因でしょう。

　AS男性にとって感情の表出は簡単ではありません。性行為の最中にさまざまな感情表出を求められるのが負担でパートナーとの性生活を完全に

断つ人がいます。複数の男性がその後マスターベーションに没頭するようになり、3名が他の男性との関係を始めていました。

その3名のAS男性からは、他の男性に好意を抱いたり身体的な魅力を感じるという発言はまったく聞かれませんでした。浮気相手とは性的関係のみであり、一緒に暮らしたいとも思っていませんでした。浮気が単に性的欲求不満のはけ口であるかどうかはまだ推測の域を出ていません。浮気の相手が男性だという理由で、彼らは奥さんに対して貞操を破ったとは感じていませんでした。そして同性と性的関係にあっても、自分はあくまで異性愛者であり、同性愛者ではないと思っていました。これはAS男性がしばしば早期に固定化するアイデンティティによるものです。一旦自分に異性愛者というラベルを貼ったなら、それを変えようという気持ちにはなりません。ASの人たちはできるだけ世間の基準に沿い、社会から「普通に」見られたいと願っています。バイセクシャルというラベルはそれに反していると考えているかもしれません。他の男性との間には感情がまつわる行為や結婚などのコミットメントがなく、自分のアイデンティティを変えるほど深刻な要素はないと彼らは見ています。

同性と浮気をしていたあるAS女性は、相手に対して性的かつ感情的な思いを抱いていたと語りました。「本当に魅力的でした」と彼女は言っていました。この女性は結婚しており、夫を大切に思っていましたが、彼は長い間闘病生活を送っており性行為はできなかったので2人の間に性的な関係はありませんでした。先に挙げたAS男性と同じく、彼女も同性との関係は浮気には当たらないと考えていました。

相手の女性との付き合いは長期にわたり、彼女は「趣味が同じなので、特に強い愛着を感じる」と報告していました。以下は私との対話の続きです。

私	「彼はその人との関係を知っているのですか」
AS女性	「まさか。彼が知ったら激怒しますよ。同性愛は道徳に反すると思ってるんです」

私	「自分がしていることに罪悪感はありますか」
AS女性	「いいえ。夫には嘘はついたことがないし、これからもつきません」
私	「彼女との関係は彼に対する裏切りだと思いませんか」
AS女性	「いいえ。彼を裏切ったことなど1度もありません。友だちと性的な関係にあるのかどうか、聞かれたこともありません」

　彼女は「何のルールも破っていない、嘘をついたこともないし、裏切ったこともない、貞操を守っている」と考え、その見解を熱弁していました。
　ASは性的嗜好を決定するものではありませんが、浮気相手との関係に感情を持ち込まず、客観的な姿勢でいられるのにはASの影響があるでしょう。彼らにとって同性との浮気にははっきりとした目的があり、結婚相手との関係を侵害するものではないのです。感情的なニーズを満たすためではなく、性的で実際的な目的があるのです。
　「異性服装倒錯」は同性愛とは別ですが、同性愛者に見られることがあります。くつろいだ気持ちになるから、あるいは性的に興奮するからという理由で女性の衣類を身につける男性がいます。男性であることにプレッシャーを感じ、女性の格好をすることで「男性の責任」から解放される人たちもいます。女装は少年時代に始まることが多く、実験的に母親や姉の下着を着てみたことがきっかけになっているかもしれません。女性の衣類を身に着けてマスターベーションをした結果オーガズムを得た場合、その快感と衣類が結びつくことがあります。衣類からの刺激が性的快感を高めるので女装はすぐにマスターベーションに欠かせないものになります。一度できあがったパターンは非常に強固で簡単には壊せません。婦人物の衣類を全部処分し、しばらく女装から遠ざかる人もいますが、ストレスが高まるとまた始めるでしょう。
　女装をするAS男性を私は2人知っています。そのうちの1人は肌に直接あたる絹の感触が大好きで、それが女装の始まりでした。「リラックスするから」と言って彼はときどき奥さんの下着をズボンの下にはいています。

もう1人の男性はかなり本格的に女装をしていました。彼には恋人も妻もいなかったので、自分がしたいときには思いきり女性の格好をしていました。しかしそれによっていくつか問題も生じていました。ある日カウンセリングに来た彼はとても落ち込んだ顔をしていました。理由を尋ねると彼は「女装をしても女性として見てもらえない」と話し始めました。

　彼が女装をしてドライブに出かけたときのことです。つい遠くまで運転して彼は空腹になりました。観光地として有名な街を通りかかったとき、たくさん並ぶレストランの中から一軒試してみようと思いました。そこではきっと女性として接してもらえると彼は期待していました。駐車場に入り車を降りて鍵をかけたちょうどそのとき、オートバイのグループがやってきました。嫌な感じはしましたが、男だとは気づかれないだろうと思い、彼はそのままそばを通り抜けようとしました。ところが彼らはたちまち女装を見破り、さんざんひどい言葉を浴びせて彼を笑いものにしました。彼は急いで車に戻り、鍵をかけて車を走らせました。男たちはオートバイで追いかけてきましたが、間もなく去って行きました。彼は怖くてたまらず怯えていましたが、警察には通報しませんでした。女装をしていると知られたくなかったからです。

　私が「どうしてそんな危険を冒したのですか」と聞くと彼は「男だと見破られるなんて思ってもいなかったんです」と答えました。確かに女装をすると本当に女性に見える人もいます。ところがこの男性は195cmという長身で、足の大きさは31cmでした。がっしりとした体格はどう見ても女性には見えませんでした。それでも本人は「女装をすればみんな女性として見てくれるはずだ」と思い込んでいました。オートバイの男たちとの一件は、もしかすると嘲笑以上の事件に発展したかもしれません。そうならなかったのは幸いでしたが、この出来事は彼に大きな衝撃を与えました。彼は「自分は女性として通らない」と気づき始めました。それでも彼はその理由を足のサイズのせいにしていました。「靴が男物だったからなんです。31センチの女物の靴は見つからなかったので……」

　前人未到と言える研究分野に、AS者の売春の問題があります。私はこ

れまでセックスと引き換えにお金を受け取ったことのあるAS女性に一度も会ったことがありません。AS男性では1人だけでした。彼は20代前半で年上の男性とかなり長い期間付き合っていました。互いにマスターベーションをして性的快感を得るという目的のみの関係でした。この若者は自分が売春にかかわっているとは考えず、相手との付き合いをあくまでも取引の関係と見なしていました。相手はその男性1人だけでしたが、もし対価の提供があり、相手の男性あるいは女性に好意を感じれば他の人とも同じような付き合いをするだろうと話していました。彼には女性との対価なしの付き合いもありました。「いずれ結婚するつもりだし、子どもも欲しい」と彼は言っていました。

　女装、同性愛、性的異常、フェティシズム、売春とASには何の相関性もないと私は考えています。性的嗜好に関する問題はASの有無に関係なく生じると言えます。その行動に対する当事者の解釈やきっかけは人によってさまざまです。夫や妻以外の異性・同性と関係をもったことのあるAS者で、罪悪感や自責の念の兆候をわずかでも表した人は1人もいませんでした。彼らは自分がしたことを悩んでいる様子もなく、ただ客観的に考えていました。

　生活の他の面でもAS者は罪悪感を表さないのでしょうか。次の章では言葉による虐待とドメスティックバイオレンスについて検証します。

キーポイント

- □ 同性と浮気をしている AS 男性はたいてい単に性的な満足を目的としている。
- □ 同性と浮気をしている AS 男性のほとんどは、元のセクシュアリティに変化はなく自分は異性愛者だと思っている。
- □ 同性と浮気をしていた AS 女性は「自分は相変わらず夫に貞操を守っている」と思っていた。
- □ 特定の布地の肌触りが好きで女装をする AS 男性がいる。
- □ 女装をしても周囲から女性として見なされているかどうかがわからないと危険に巻き込まれる恐れがある。
- □ 性行為で報酬をもらうのは単に目的を達成する手段であると見なしている AS 男性が1人いた。
- □ 性的嗜好、女装、売春と AS の関連性はないと考えられる。

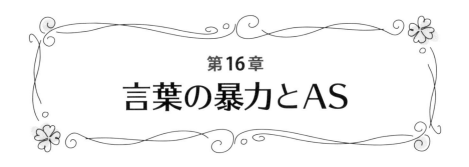

第16章
言葉の暴力とAS

　「パートナーに暴言を吐いたことがありますか」という質問には約70％のAS男性が「はい」と答えていました。そしてその内40％の男性が言い訳や理由をつけ加えており、多くがパートナーからひどいことを言われたからと述べています。

　私がこれまで扱った最も激しい言葉の暴力は、あるAS女性によるものでした。彼女自身、夫への言葉による虐待をはっきりと認めていました。夫への嫌悪を断言してはばからず、「夫が死ねば、もう煩わされないで1人で暮らせるのに」と言って、その日を楽しみにさえしていました。彼女の夫もASでした。彼には非常に強いこだわり行動があり、強迫性障害とも診断されていました。こだわりの1つにニュースがありました。テレビであろうがラジオであろうがとにかくニュースを聞いていなければ落ち着かないのです。そのため家ではテレビかラジオが常についていました。彼にとってニュースは絶対不可欠でした。もしニュース番組を見損ねると脅されたような不安に襲われ、ストレス度が上がり、内にこもってうつ状態になってしまいます。

　一方妻はまったく逆のタイプでした。ゆったりと静かにしているのが好きなので、テレビやラジオから流れる絶え間ない音は大きな苛立ちの元になっていました。他のことをしようと思っても集中できません。黒板をチョークでひっかいたときのような不快感に襲われるのです。夫がテレビを消そうとしないと彼女は耳をふさいで大声で叫んでいました。しばらく

の間、彼女は何とか対処しようと頑張っていましたが、我慢が限界に達したとたん怒りが噴出しました。典型的なASの怒りです。彼女は頭に浮かぶありとあらゆる罵詈雑言を夫に浴びせました。すると夫は慌ててテレビやラジオを消し、急いで部屋から出て行きました。彼女の怒りは60秒続き、そして始まりと同じく不意に収まりました。その後は何事もなかったかのようにまた穏やかになっていました。

　私は彼に「イヤホンを買って、奥さんがそばにいるときには邪魔にならないようにイヤホンでニュースを聞いてはどうでしょう」と提案しました。試してみると確かに効果がありました。彼女は今でもときどき怒りを爆発させて悪態をつくそうですが、彼はイヤホンをしたままラジオのボリュームを上げ、彼女の声が耳に入らないようにしています。

　AS者の怒りはいきなり生じます。そしてかなり理不尽です。脈絡がないように見えるので周囲の人たちはただただ驚き、自分が何か言ったせいだろうか、何かしたせいだろうかと戸惑います。怒りは突然始まり、突然終わります。平常に戻った本人は周りの人たちにも何事もなかったかのように振る舞うことを期待します。そのためパートナーが腹を立てていると逆に驚き、なぜ忘れてしまわないのかといぶかしく思います。しかし怒りをぶつけられてできた深い傷はそう簡単に忘れられるものではありません。仕返しをしたい気持ちになるかもしれません。そこから口論が始まり、やがて暴力的な言葉の応酬が深刻化したカップルが何組かいました。もし互いに相手の考え方を理解できていれば彼らのほとんどは破局を免れたはずです。多くの場合、言葉による虐待はコミュニケーションが可能な段階のギリギリのラインが崩壊し、互いに「自分は誤解されているのに話を聞いてもらえない」と感じたときに始まります。

　あるAS男性の話です。彼は夕方、奥さんに「ちょっとガソリンを入れてくる」と言いました。朝は渋滞になるので今のうちに入れておこうと思ったのです。奥さんは夕食の支度をしていました。彼女はうなずいて、ついでに2人が気に入っている銘柄の赤ワインを買ってきてほしいと頼みました。「いいよ」と言って彼は出かけました。しかしなかなか帰ってきません。

奥さんは何度も料理を温め直して、いつ戻るかと待っていました。火にかけすぎた料理は焦げてしまいました。1時間半が過ぎた頃、彼女は心配でたまらなくなってきました。彼はようやく帰ってくると、レンジのそばに立っていた奥さんにふと目を留めました。

　「どこに行ってたの」と奥さんは大声で言いました。「食事はダメになっちゃったし、私は死ぬほど心配したし……あなたはまた何もかも台無しにして！」

　彼の耳に残ったのは最後の部分だけでした。攻撃されていると感じた彼は、とたんに激しい言葉を彼女にぶつけ始めました。「きみはそうやって非難してばかりじゃないか」と叫び、「ムカつく」、「怒りまくる女」、「精神に障害がある」、「病院に入れなければならない」という言葉でののしりました。その揚げ句、彼は夕食をゴミ箱に投げ入れ、部屋から出て行ってしまいました。後悔はまったくしておらず、「僕は彼女が欲しがっていたワインを買いに出たのに、いざ買って来ると、それじゃないと文句を言ったんですよ」と自分の言動を正当化していました。奥さんが彼のためにどんなに料理に気を配っていたかは考えていませんでした。出かけるときに食事がほとんど出来上がっていたのは知っていましたが、彼の焦点はもっぱらワイン探しに絞られていました。帰宅したときも他のことは頭になく、奥さんが心配していたと言ってもまったく聞こえていませんでした。聞こえたのは最善を尽くした自分に対する非難の言葉ばかりでした。

　AS男性の多くが「パートナーに攻撃されている」、「非難されている」と感じており、具体的にその様子を語っています。しかし彼らのパートナーと話してみると必ずしもそうではないことがわかります。「彼のどんな言動が自分を苛立たせたのか、あるいは傷つけたのかを指摘しただけなのに」と彼女たちは言います。しかしAS男性はすぐにそれを批判と解釈し、「言葉で攻撃された」と思い込み、仕返しとして暴言を放ちます。ASのカップルにはこのパターンが非常に多く、原因はすべてコミュニケーションの問題に関連しています。もちろんAS男性全員が言葉の暴力で応答するわけではありません。黙り込んで内にこもってしまう人もいます。この場合もや

はり言葉の暴力と同じダメージをパートナーに与えます。

　ほとんどのAS男性が、暴言のきっかけはパートナーからの批判だと答えていますが、理由はそれだけではありません。暴言に応酬するには暴言しかないと思っているAS男性もいます。「彼女は計画的に僕をそういう状況に追い込む」と確信している男性は大勢いました。「僕は自分が主導権を握りたくてわざとひどいことを言う」と認めた男性は1人だけでした。

　パートナーである定型発達女性は1人残らずAS男性からの暴言に深く傷ついていました。暴言よりも黙り込んで不機嫌な態度を示される方がつらいと答えた女性も複数います。そしてその大半が「彼に話を聞いてもらえない」、「彼は沈黙を続けたり、あからさまに非難しているような雰囲気を醸し出して私を締め出している」と感じていました。沈黙は暴言と同じく虐待であり、相手を傷つけます。子どもにまったく話しかけず、存在を無視し続けるなら、その結果は明白です。沈黙や無視はストレスと不安を与えます。パートナーが何を考えているのかよくわからないとき、私たちは自分が拒否されたような不安を感じることがあります。定型発達女性からは「彼がどなったり反論するなら、少なくても何を考えているのかはわかるので対応の仕様もあるのですが」という意見も何度か聞かれました。しかし相手が何も言わなければどうしたらよいのかわかりません。男女の関係で沈黙は強力な武器になります。目的は気を引くため、心配させるため、罰を与えるためなどさまざまです。

　AS男性の中には攻撃や意見の衝突への対処が極度に苦手な人がいます。自分の意見をきちんと話したり、反論するのが難しいので、彼らは沈黙に徹して壁を作ります。相手の怒りや大声に対処するためなら彼らは何でもするでしょう。黙り込む人よりも暴言を吐く人の方が怒っているとは限りません。沈黙するAS男性の怒りは外に出ないだけで、むしろずっと強いでしょう。彼らは怒りを制御し、とても消極的な形で発散します。沈黙の他にも怒りの表し方はさまざまです。パートナーに愛情を示さない、家に帰らない、妻や子どもたち、あるいは妻の親族を厳しく批判する人もいます。とにかくパートナーが一番傷つく方法で怒りをぶつけるのです。

あるAS男性は奥さんへの腹いせに秘書を飲みに誘っていました。その秘書は若く魅力的でした。彼は奥さんが体重の増加に悩んでいるのを知っていました。奥さんとの口論で自分は非難されている、見下されていると感じたとき、彼は非常に辛辣に「僕の秘書にどうやって良い体形を維持しているのか聞いてみたらどうだ」と言いました。この一言は奥さんを深く傷つけました。夫が秘書と飲みに行っていたことも衝撃でした。彼は「きみは気にしないだろうと思ったよ。だって最近のきみは僕にどなってばかりじゃないか」と言いました。奥さんは怒りましたが、彼には秘書とのデートを隠すつもりはまったくありませんでした。家のコンピュータの予定表に書き込んでおいたほどです。コンピュータは夫婦兼用だったのでデートは必ず発覚するはずでした。

　これは彼にとって自分を見下した奥さんへの仕返しでした。秘書と出かけたと知ったら彼女は間違いなく動揺するだろうと彼は考えました。以前奥さんは「職場の女の人にあなたをとられるんじゃないかと心配なの」と打ち明けていたからです。また「他の人とデートしたら私はすごく傷つくわよ」と常々言っていました。彼は直接対峙するのではなく、遠まわしに奥さんを傷つける行動をとって怒りを放出していたのです。「やましいことは何もしていない」と彼は断言していました。「飲みに行くのは仕事のうちだし、実際彼女とは仕事の話しかしなかった」。しかし奥さんは夫が他の女性と飲みに行ったという事実にひどく戸惑っていました。自信は真っ向から砕かれました。こうして彼は夫婦関係において主導権を握ったのです。彼にとってそれはどうしても手に入れたいものでした。この男性だけではなく、AS者の多くが主導権を重視します。状況が思うようにならなくなるとASは2人の関係に大きな脅威とダメージをもたらすことがあります。

キーポイント

- □ AS男性のほとんどはパートナーに暴言を吐いた経験があると述べている。
- □ 「パートナーが暴言を吐くから自分もそうした」と反論するAS男性もいる。
- □ 言葉の暴力の最も深刻なケースはAS女性が関係するものであった。
- □ AS者の怒りは爆発的に発生することがある。
- □ 定型発達者とAS者のカップルでは、ほとんどの場合、両者の誤解が言葉の暴力の原因になっている。
- □ 定型発達女性はASパートナーからの暴言に傷ついている。
- □ 直接的な対立を避ける方法として言葉の暴力を用いるAS男性がいる。
- □ パートナーへの仕返しとして沈黙や辛辣な意見を用いるAS男性がいる。

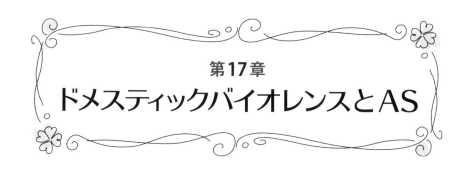

第17章
ドメスティックバイオレンスとAS

　私の調査では40％のAS男性がパートナーに身体的な暴力をふるったことがあると述べています。この数値はかなり高く、AS男性には暴力的になる傾向があると言えるかもしれません。しかしながらこのデータの実状はそのように簡単に結論付けられるものではなく、非常に複雑でした。
　40％という結果は不安になるほど高い率ですが、その中で挑発がきっかけではない暴力は10％のみでした。暴力をふるったことがあると答えた男性からは「やられたからやり返しただけ」、「ただ彼女を押さえつけるために」、「身体で攻撃されたときに反動で」という言い分が出ていました。自分が起こした暴力を否定している、あるいは責任逃れをしているだけではないかという意見もあると思います。しかしほとんどの場合、彼らの話は真実でした。パートナーである定型発達女性に確かめてみると、実際に先に手を出したのは彼女たちでした。彼が反撃するのを意識していた女性もいました。
　もちろんどのような形でも暴力は許されるべきではありませんが、報告された暴力を調べると殴る蹴るなどの激しいものは稀で、体を押したり、押さえつける程度のものが大半を占めていました。AS男性が深刻なレベルの暴力をふるうことは少ないようですが、パートナーを殴る、体を壁に押しつける、頭を壁に打ちつけるという暴力が私の調査では2件認められました。いずれも重大な暴力行為であり、パートナーは決して我慢するべきではありません。

報告ではほとんどのカップルが「暴力はこれまで1度だけあった」、あるいは「頻繁にはない」と答えています。長期化あるいは慢性化した暴力はまずないと思います。挑発されていないのに暴力をふるった2人のうち1人は「彼女を傷つけた」と後悔していました。それでもやはり40％という数字は調査の規模から見ても非常に高く、ASカップルが日々感じているプレッシャーや、支援の少なさとの関連を示唆していると言えるでしょう。なぜASカップルの間に暴力が生じるのか、今の段階では明確な理由はわかりませんが、おそらく2人の間の根底に何らかの力関係があるからだと考えられます。

　定型発達の女性たちがパートナーのAS男性と初めて出会ったときに惹かれた理由に「思いやりがあり、物静かで優しい人だったから」という答えがありました。彼女たちはAS男性の穏やかな物腰を魅力的に感じ、攻撃性や支配欲が見られないことを喜んでいました。私がカウンセリングを行っている定型発達女性の中には、虐待に耐え忍んだ経験のある人たちがいます。「幼少時は機能不全の家庭だった」、あるいは「前のパートナーが暴力的だった」と具体的な話は個人によって違いますが、彼女たちは皆自分ではどうしようもない状況で被害に遭っていました。彼女たちが受けた虐待はほとんどが精神的なものでしたが、身体的、性的な虐待もありました。彼女たちは現在のパートナーに出会った頃を振り返り「穏やかで攻撃性のない男性といるのは何と心地よく、ほっとするものかと思った」と語っています。新しいパートナーは過剰な反応をせず、見下した言い方もせず、声を荒げませんでした。彼の振る舞いを通して、彼女たちは自分の価値を認識し、心からの平安を感じていました。自分には主導権があるのだと思うようにもなりました。

　ところが最初は魅力的だった特徴がやがて別れの原因になる場合があります。しばらくすると女性はAS男性が感情的な反応を示さないことに気づきます。「もう私には興味がないのだろうか」と思うときもあるでしょう。気持ちを伝えても空回りなので彼女は不満を感じます。そしてその不満が引き金となり、何とか彼の感情を引き出そうとして攻撃的な振る舞いをし

てしまうのかもしれません。AS男性の30％が「暴力をふるったり、脅すのは彼女のほうだ」と答えていますが、その原因は不満です。言葉でいくら伝えてもAS男性にわかってもらえないとき、女性は自分の苛立ちや失望を強い身振りで表現するかもしれません。暴力的に見えるような行動をとらざるをえないと感じる女性たちもいます。しかし彼女たちは本来荒々しい性格ではありません。暴力的になっているということは、彼女自身、パートナーの男性、そして２人の関係それぞれに至急助けが必要であるという明らかなサインです。

　根本的にドメスティックバイオレンスには相手や状況をコントロールしたいという欲求が関連しています。ASの男女関係では暴力の形態（言葉、身体、沈黙）にかかわらずコントロールの問題が特に大きいようです。欲求の度合いにはさまざまな要因がからんでいます。個人の性格もその１つです。話し合いによって暴力を回避できるようになるカップルもいますが、主導権をめぐって２人の関係が戦闘状態になるケースもあります。

　ASの有無にかかわらず一般的にコントロールを求める理由の１つに過去から続く根深い不安が挙げられます。虐待を受けた経験のある女性は身の安全を守るために何らかの方法で状況をコントロールしなければならないと感じます。かたやAS男性の中には寡黙で感情を表現せず、パートナーとは距離を置く人がいます。彼は自分で決めた規律を断固として守ろうとするかもしれません。そのような２人がカップルになると女性は不安や孤独を感じることがあります。ASの知識がなければ彼の行動は不可解に見えるので不安は一層高まります。そうなると彼女は相手をもっとコントロールしようとします。ところが彼を支配し感情を引き出そうとすればするほど男性は離れていきます。このパターンを修正しないでいると２人は悪循環に陥ってそこから抜け出すのが困難になります。積もったフラストレーションは暴力行為につながる恐れがあります。

　AS男性は定型発達の女性とは違う理由で主導権を求めます。彼らにとって日々自分なりの規律を守ることは必要不可欠です。定型発達者の世界は混沌として複雑です。その中で生きていくには自分がコントロールで

きるものが土台としてどうしても必要なのです。ただ、残念ながら共に暮らすパートナーにはそれが大きな負担になりかねません。コントロールしたいという彼の思いは度を越し理不尽になるときがあります。「コントロールできなくなっている」と感じた時点で支離滅裂な怒りを直接パートナーにぶつけるAS男性もいます。AS者の怒りは相手を恐怖に陥れ、威圧することがあります。不安が一定のレベルに達すると感情のコントロールができなくなってしまうのです。突然怒りを爆発させ、一番身近な人や物に当たり散らし、急いでその場を去ろうとするかもしれません。パートナーが必死で引き留めようとすれば彼は身体で抵抗するでしょう。それでも彼女が行かせまいと道をふさぐなら、攻撃的な行動に出るかもしれません。

　男女間の身体的な暴力にはASの影響があるとも言えますが、もちろんASが唯一の原因ではありません。暴力的な傾向の有無には育ち方も影響しています（もっともこれは理由の1つに過ぎず、暴力をふるう言い訳にはなりません）。暴力的な家庭環境で育った人は暴力のパターンに慣れており、後に自分自身が加害者や被害者になってしまうことがあります。これはASかどうかに関係なく、すべての人間に当てはまります。思いやりに満ちた健全な家庭で育ったAS男性はおそらくパートナーの女性に暴力をふるわないでしょう。「男性は女性を殴ってはいけない」というルールが徹底した家庭で育った場合、AS男性にはそのルールがしっかりと根付いているはずです。大人になっても必ず守らなければならないと考えているでしょう。

　幸い、私の調査では大多数のカップルが暴力に至るような状態ではなく、暴力があると答えたケースでも深刻なレベルは稀でした。しかしどのような形であれ暴力を伴う関係は誰にとっても不健全です。自暴自棄で虐待的な行為に甘んじるとき、人の自己価値は劇的に低下します。

　実際に暴力をふるわれたことはなくても多くの定型発達女性が「脅されている気がする」と述べていました。「彼には暗く邪悪な面が見え隠れするときがあり、怖くて油断ができない」と言う女性は複数いました。私のところに相談に来たある女性は命の危険さえ感じると話していました。私

は個人的に彼女の夫を知っていましたが、口数が少なくおとなしそうな男性でした。「どうしてそう感じるのですか」と聞いてみると、彼女は「私を見る目つきでそう感じるんです」と話し始めました。当時２人の結婚はすでに破綻(はたん)しており、彼女は離婚手続きに入っていました。「夫は自分の決まり事に強迫観念的に固執し、不可解な行動をとって結婚生活の責任を全うしない」というのが離婚理由でした。ところが彼は結婚生活の終局を認めず、「もうこれ以上続けられない。離婚したい」という彼女の言い分を一切受け入れようとしませんでした。彼女が離婚の話を始めると彼は黙ってそれを聞き、一旦部屋を出ます。そして戻って来るとまるで２人の関係は万事順調で離婚の話など一切なかったかのようにふるまうのです。彼女の発言はことごとく否定されました。この状態が何か月も続いていました。彼は離婚届に署名せず、彼女が話を切り出せないような状況を作っていました。「なぜ命の危険を感じるのですか」と尋ねると彼女は「私の車に細工がしてあったのです」と答えました。それが２、３度続き、彼女は夫の仕業だと思いました。警察に相談すると夫は警告を受けましたが、実際に彼がしたという決定的な証拠はありません。「どうして彼だと思うのですか」という質問に彼女は「どうしてかは、はっきりわかりません。ただ彼の目つきでそう思うんです」と答えていました。

　別れた後ＡＳ男性からストーカーまがいのことをされたり、実際にストーカー行為の被害に遭い、非常に怖い思いをしたと報告している女性たちがいます。ストーカー行為を容認してはいけません。また警察も厳しく対応するべきです。ただし私が受けた報告の中には、実際のＡＳ男性の行動は女性が思うほど脅威ではなかったケースもありました。ＡＳ者は変化への対応が極めて難しく、自分が望まない離婚や別れに直面するとどうしたらよいのかわからなくなるのです。別れを告げられてもパートナーの人生の一部でありたいという欲求は強く、別離はとても困難です。その戸惑いがパートナーには脅威と感じられるのでしょう。一方で彼らはパートナーや子どもに何が一番良いかと考えて行動していることもあります。

　確かにこのような状況下のＡＳ男性は相手を脅すような、あるいは巧み

に計画したような行動をとりがちですが、それは切羽詰まった反応であって、以前からそうしようと思っていたわけではありません。ある女性は次のような話をしてくれました。彼女と別居した後、夫は息子にプレイステーションの最新モデルと高価なゲームカセットをいくつも買い与えました。ところが家に持って帰るのは禁じました。息子は彼女と暮らしていました。夫は「お父さんに会いに来たときにだけ、こういうゲームで遊べるからな」と息子に言っていました。高価なゲームを買ってやれない彼女はそれを知って激しい憤りを感じました。「彼は息子の愛情をお金で買おうとしているんです。私とあの子をそうやって支配しようとしているんです」と彼女は言いました。しかし夫の考えはかなり違っていました。彼は息子が自分に会いたがらなくなるのではないかと恐れていました。「大好きな物を買ってやれば、僕に会いに来るのではないかと思いました。息子とどうかかわればいいのかわからないし、話をしようとしても難しいし……」と語っていました。プレイステーションがあれば、かかわりが楽になります。彼にとってプレイステーションは息子を自分のところに引きつける唯一の道具でした。この男性の行為には何の悪意もありませんでした。彼は自分のしたことが支配につながるとは夢にも思いませんでした。ただ彼女の視点で状況を判断できないため、「息子は彼女と良い関係にあるのに僕は違う」と感じ、自分を被害者だと見なしていました。

　私は男女関係におけるAS女性の暴力についても調査しました。すると驚いたことに私が面談したAS女性の75％がパートナーに殴る、叩く、蹴るなどの身体的な暴力をふるった経験があると答えていました。過激な暴力が長期化しているケースも1件ありました。

　この調査結果にはさまざまな理由が考えられます。たまたま暴力的な人たちが多かったかもしれません。私が出会ったAS女性が1人残らずパートナーに暴力をふるっていたわけではありません。75％という高い数値はAS女性ならではのものなのか、あるいは調査に協力してくれた女性が激昂しやすいタイプだったからなのかは判断しかねます。しかしこの結果から導かれる理由の1つに社会が女性に与えるプレッシャーや、良き妻で良

き母であるべきだという期待があるでしょう。世間は女性が他者を攻撃したり害を与えたと聞くと、加害者が男性の場合よりも衝撃を受けます。まして母親である女性が夫や子どもに危害を加えたとなると驚愕(きょうがく)は一層大きくなります。

　今でも多くの社会では、女性は家族をケアする人、子どもを育てる人、受け身の人だと思われています。自分のことよりもまず家族のニーズや願いを優先し、それも誰が何を必要としているのか直感的に判断して対応するよう求められます。ほとんどの女性にとってこれは簡単ではありません。とりわけAS女性には大きな難題です。過剰な負担と、そこから来るストレスとフラストレーションを抱えたAS女性は強烈な怒りを突発的に出しやすくなります。AS女性にときおり起こるこの怒りの暴発に関しては第22章「女性とAS」で詳しく取りあげます。

　暴力の調査では、ASの認識の有無で2人の関係はどう変わるかにも焦点を当てました。自分がASであると知らない男性、あるいはASを否認する男性がパートナーに暴力をふるう率は他のケースに比べると驚くほど高くなっていました。「悪いのは彼女だ」と思い込んでパートナーを非難しているAS男性のドメスティックバイオレンス(言葉の暴力を含む)の報告件数は一層増えていました。次章ではASの自覚について述べていきます。

キーポイント

- □ 多くのAS男性がパートナーに身体的な暴力をふるったことがあると答えている。
- □ パートナーからの攻撃がきっかけで、あるいは復讐(ふくしゅう)として暴力をふるったと答えたAS男性もいる。
- □ AS女性1人とAS男性2人が、パートナーに対する深刻あるいは慢性化した暴力があると答えている。
- □ 暴力的かどうかには育ち方が関連していると考えられる。
- □ 複数の定型発達の女性が、実際に暴力をふるわれたことはなくてもAS男性から脅威を感じていた。
- □ AS男性との関係に見切りをつけたある女性は、離婚手続きが終わるまで、彼が自分に害を与えるのではないかと怯(おび)えていた。
- □ パートナーに対するAS男性のストーカー行為やそれに準じた行動が何件か報告されている。
- □ 一方、AS男性自身には相手を脅したり支配する意図はない場合もある。
- □ 調査に参加したAS女性は大半がパートナーに暴力をふるったことがあると答えている。
- □ パートナーとの関係では、AS男性よりもAS女性に多くのプレッシャーがかかっていると思われる。
- □ 本人がASだと知らない、あるいは認めない場合、パートナーに対する暴力は増加している。

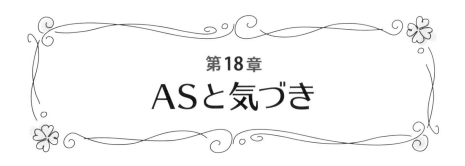

第18章
ASと気づき

　子どもが診断を受けたときに初めてASについて知ったという人はよくいます。またそれがきっかけで両親の一方がASであるとわかることがあります。家族が抱えてきた困難の原因が明らかになって大きな安堵感が生じる場合もありますが、強いショックを受けてASを全否定する人もいます。自分がASであることを絶対に認めない男性は、パートナーとの間に相違があると気づいていても、問題を何でも彼女のせいにしてしまうかもしれません。

　ある男性は「妻はコミュニケーション能力が最低だ」と主張していました。しかし彼女は弁護士でした。コミュニケーション力、説得力、交渉力はクライアントから十分に頼りにされていました。この男性はときどき彼女にひどく攻撃的な言葉を浴びせたり、身体的な脅威を与えていました。意思疎通がうまくいかないのは彼女にコミュニケーションスキルがないからだと言い張り、奥さんに何とかそれを認めさせようとしていました。彼のストレスレベルは非常に高くなっていました。奥さんは引き下がりませんでした。ついに彼が彼女を殴ったとき、2人の結婚生活は幕を閉じました。この男性はASの診断を受けていませんでしたが、息子といとこがASでした。彼には自閉症スペクトラムの多くの特徴が強く表れており、奥さんはASを確信していました。

　息子がASだとわかる以前から彼らの結婚生活には問題がありました。夫婦でカウンセリングを3度受けたそうですが、いずれもうまくいかず、

2人の関係は泥沼化していきました。「息子の行動パターンは夫の行動とそっくりです」という奥さんの話が契機となり、男性もASであることが判明しました。息子の症状を調べれば調べるほど、2人は父と息子の特徴が同じであることを知りました。「もしかするとアスペルガーじゃないだろうか」と言い出したのは何と彼自身でした。ところがその後、彼はASかもしれないという思いに困惑し、非常に取り乱して怒りを表し始めました。奥さんが息子の話をするたびに、彼は「何を言いたいんだ。僕もアスペルガーってことか」と口を挟むようになりました。奥さんは息子の症状について話しづらくなり、夫婦の距離はますます広がりました。その中で息子は大きくなっていきました。男性は、どんな形でも自分を批判されたと感じると怒りを露わにしました。「僕は変人扱いされている」と奥さんを責めたと思えば、あるときは降参したように両手を挙げ「はいはい、わかりました。その通りです。僕は変人です。コミュニケーションはとれません。どうせアスペルガーですからね」と言うのです。

　2人の関係はどんどん悪化しました。奥さんにはなすすべもありませんでした。ある日男性は突然、息子も自分もASではないと宣言しました。「専門家は誤診を下した。あの子はちょっとおとなしいだけだが、それはコミュニケーションをきちんととれない母親のせいだ」と言い放ちました。これは明らかに「使者を撃つ（悪い知らせを伝えた人に怒りをぶつける）」行為です。彼にとって使者は奥さんでした。彼女は精神的にすっかりまいってしまい、気がおかしくなるような絶望感に襲われていました。夫をとても愛していましたが、彼の破壊的かつ暴力的な振る舞いを防ぐことはできませんでした。学校が申し出た息子に対する特別支援を夫が断ろうとしたとき、阻止されることによる危機はピークに達しました。激しい口論をしているうちに彼は自制できなくなり、暴言を吐くと奥さんを殴りました。彼女は2人の関係に見切りをつけ、自分と息子を守ることに決めました。これ以上一緒にいれば危険が及ぶと考え、息子を連れて家を出ました。彼女が私に会いに来たのはその直後でした。彼女は疲労困憊して自暴自棄になっていました。傷ついた自尊心や自信が回復するには長い時間がかかり

ました。夫はASであることを徹底的に否認し、支援やアドバイスも一切拒み続けました。そのため離婚は両者にとって大きな苦しみとなりました。

　このように男性が自分のASを認めない場合、言葉の暴力を含むドメスティックバイオレンスやその他の問題は増加します。診断を受ける以前から2人の間にはASならではの問題がすでに生じているかもしれません。もしAS男性が問題の原因はパートナーの過失だと考えているなら、彼女の言うことを何でも批判と受け取り「問題はきみのせいだ」と責めるでしょう。

　私の調査では、ASが問題に加担していることをカップルで認め、ASへの理解を深める努力をした結果、関係が改善したケースはたくさんあります。ASの気づきはいくつもの疑問に答えを出します。2人で抱えていた悩みの原因も明らかになります。ASを知ることはカップルにとってターニングポイントになります。私が出会ったAS男性の多くは「ASだとわかってほっとした」と語っています。「ASの発見は啓示のようだった」と言った人もいました。彼らの大半が何年間もパートナーとの関係で苦労し、自分は一生懸命がんばっているのになぜいつも彼女の思いから外れた結果になるのかと悩んでいました。

　彼らからは「妻が僕に何かを望んでいるように絶えず感じるのですが、それが何なのかはまったくわかりません」、「どこが間違っているのかを教えてくれるヒントさえない。どうせまた間違うんです」という発言が聞かれました。AS男性はパートナーから言われることを非常に気にします。「あなたは私のことを理解していない」、「精神的に支えてくれない」と言われれば、彼らの多くはその言葉を「あなたは役立たずで能力が足りない」と解釈します。しかしASの自覚と知識があるなら、これまでの大方の問題はASに起因していたとわかるでしょう。何から何まで自分が悪いわけではなかったと知るでしょう。上着を脱いで釘にかけるように、彼らは問題を自分から引き離して考えられるようになります。

　自分はASだとわかって以来、2人の関係の改善に努めるようになった男性もいます。彼らはパートナーの話に積極的に耳を傾け、アドバイスにも従うようになりました。適切な支援があればパートナーとの関係は良くな

ります。家族全員にもプラスの影響を与えます。

　しかし男性がASを認めない場合はどうでしょう。まず2人の関係は悪化します。破局に至るケースも少なくありません。問題があることさえ否認するAS男性もいます。ASの特徴が強いほど否認が起こりやすいことに私は気づきました。男女関係の形成や維持ができない重度の場合は別です。異性と親しい仲になれても感情移入がまったくできず、批判に対して過敏な、いわゆる中度のAS者に否認はよく起こります。この理論は私の研究と観察によるもので、立証されてはいませんが、今後調査に値する領域だと言えるでしょう。

　ASは診断基準に定められた3つの領域（コミュニケーション、社会的相互作用、想像力）に障害をもたらしますが、どの領域がどの程度影響を受けているかは個人によって大幅に異なります。ASの自覚や受容にも、おそらく3領域のどれが最も損なわれているかが関連しているはずです。相手の言ったことを批判と解釈したときの反応は、ASの診断を受容できるかどうかに大きくかかわっていると考えられます。本人がASは異常だとか、容認できないと思っているなら、診断に苦しむでしょう。診断によってアイデンティティが100％変わり「AS者になる」と考えている場合も、「AS者の自分」にどう折り合うと良いのかわからず、やはり苦労するでしょう。いずれにしても彼はパートナーを責めるかもしれません。特に批判に過敏な男性には「良い批評」と「悪い批評」の区別が難しいでしょう。「思いやりや支援には批判が伴うときもある」ということも理解できないかもしれません。

　初期の調査で私は対象者を3つのグループに分けて検証しました。各グループは10組以上のカップルで構成されています。私はまず定型発達女性にASパートナーとの関係について質問を出しました。回答は非常に興味深いものでした。グループによってまったく違う答えもありました。もちろんそれらはあくまでも彼女たちの認識に基づいたものであり、ASパートナーの見解とはまったく違うかもしれません。しかしだからと言ってこの情報が真実ではないということにはなりません。本人にとっては非常に正直な意見なのです。

Aグループには夫がASと診断され、彼女も彼自身もASの特徴を受け容れているという定型発達女性が10人入っています。子どものいる人たちが大半です。子どもたちの何人かはASの診断を受けています。

　Bグループは子どもがASの診断を受けており、夫も多分ASだと考えている定型発達女性12人です。夫自身はASであることを自覚していません。もしかすると多少は気づいているかもしれないと述べた女性が何人かいました。

　Cグループはパートナーも子どももASの診断を受けていない定型発達女性10人です。診断はついていなくても夫は間違いなくASだと彼女たちは確信していました。皆ASの知識が豊富で、2人の女性は仕事でASの子どもたちとかかわっていました。彼女たちの話を詳しく聞くと、パートナーがASである確率は非常に高いと思われます。

　BグループとCグループの男性に関してはいずれもはっきりASだと分類することはできませんが、生活を共にしておそらく他の誰よりも彼の性質を知っている女性がASだと確信しているのですから、その意見は尊ぶべきでしょう。夫婦間の問題はASの夫に原因があるらしいと最初に気づくのは彼女たちです。

　調査の結果は憂慮すべきものでした。以下はその表です。

ASと気づき			
	Aグループ (%)	Bグループ (%)	Cグループ (%)
夫を信頼できない	0	40	70
セックスの問題がある	20	50	50
健康の問題がある	20	66	80
子どもの問題がある	40	66	90
言葉の暴力がある	10	66	30
身体の暴力がある	30	66	80

最初に調べた領域はASパートナーに対する信頼です。信頼にはさまざまな形態があります。正直さに対する信頼を始め、子どもの世話や家計を任せられるかどうかも信頼にかかわっています。ただし浮気をしないと信じられるかどうかは別領域と考え、この調査の質問には入っていません。

　Aグループの女性は何となくではあるもののASパートナーを信頼していると答えていました。これには、例えば家計だけは任せられないけれど他の面では信頼している、あるいは、全般的に信頼しているという答えが含まれていると考えられます。Bグループでは40％が、Cグループでは70％が信頼していないと答えています。この差は非常に大きく、良好な夫婦関係に信頼はたいへん重要であることがわかります。ASを受容できないがゆえに生じる困難も示していると言えるでしょう。信頼は最も際立った数値が表れた領域でした。

　2つ目の領域はセックスの問題です。これには性交渉の欠如、早漏、遅漏、こだわりなどが含まれます。Aグループの20％という数値はBグループ、Cグループの約半分です。Cグループでは50％に上っています。セックスはコミュニケーションの一形態です。他の領域で夫婦間に摩擦がある場合、当然セックスにも問題が生じます。AS男性は怒りを感じたり批判されたと思ったとき、性の面に大きな影響が及びます。パートナーと意見の対立や相違があるとき、彼らの削除事項の一番上はたいていセックスです。

　3つ目は身体の健康です。私は女性1人ひとりに「ASパートナーとの関係はあなたの身体の健康に影響していると思いますか」と尋ねました。「はい」と答えたのはAグループでは20％でした。これは他の2グループに比べて低い数値です。Bグループでは66％の女性が不調を訴えていました。具体的には、パニック発作、高血圧、不眠症、偏頭痛が挙がっていました。乳癌と答えた女性も1人いました。Cグループの数値は80％です。この中の1人の女性は心身共に衰弱しきっていました。1993年のG・W・ブラウンの研究では心身の健康とストレスの関連が示されています。これらの関連は私の調査では特に色濃く表れていました。男性がASを否認し、問題を一切パートナーのせいにしている夫婦では一層顕著でした。

4つ目は子どもの問題です。「パートナーは子どもに関する問題を起こしたことがありますか」という質問をしたところ、Aグループでは40％の女性が「ASが直接の原因で起きた子どもの問題はあったと思う」と答えていました。40％は高い数値に見えますが、Bグループでは66％です。AグループにもBグループにも子どもがASと診断された人たちが入っています。数値の違いは子どもの診断のせいとは言えません。もし子どもがASであるから問題が起こるのであれば、診断を受けた子どもが1人もいないCグループの数値は低くなるはずです。しかしCグループでは90％の女性が「子どもに関する問題がある」と答えていました。彼女たちはさらに「問題の原因はASでありながら自覚も受容もしない夫にある」と付け加えています。AグループとCグループの差はたいへん大きく、ASの気づきと受容がいかに重要であるかをはっきりと表しています。

　最後の2つの領域は言葉と身体的な暴力です。どちらもドメスティックバイオレンスの傘下に入りますが、ここではあえて2つに分けました。ドメスティックバイオレンスの定義は1998年にヘスター、ピアソン、ハーウィンの3名によって次のようになされました。「ドメスティックバイオレンスとは親密な男女関係にある（あった）相手をコントロールし支配するためにふるわれる暴力行為や虐待行為全般（身体的、性的、心理的、金銭的、言語的その他の暴力を含む）を指す」(Hester, Pearson, Harwin, 1998)。暴力の領域で私がまず調査したのは言葉の暴力です。罵詈雑言を浴びせる、相手を見下す言葉を使う、相手の評判を落とすことを言う、などが相当します。言葉の暴力は圧倒的に精神的なダメージを与えます。次に身体の暴力です。相手を押す、相手の動きを制限する、つねる、平手打ちをする、殴る、髪の毛をつかむ、蹴る、身体に危害を加えるために物を使う、などが含まれます。

　パートナーから言葉の暴力をふるわれると答えた女性はAグループでは10％のみでしたが、Bグループでは66％に跳ね上がり、Cグループでは30％に下がっています。数値が低くなっているのでBグループよりも良いのではないかと誤解しやすいのですが、実はそうではありません。Cグループでは言葉の暴力が身体的な暴力に入れ替わっているようです。暴力のサ

イクルはしばしば些細なきっかけで生じます。パートナーに対する暴言から始まることもあります。ドメスティックバイオレンスとはパートナーを支配するために使われる暴力であり、力とコントロールの問題がかかわっています。言葉の暴力で相手を制覇できないと、やがて身体的な暴力にエスカレートする恐れがあります。

　身体的な暴力についてはAグループで30%という数値が出ていますが、ほとんどの場合、1度きりのものであり、女性たちは「彼らしくない振る舞いだった。深刻な暴力ではなかった」と述べています。BグループではAグループの数値の2倍になっています。Bグループは夫がASであることを否認し、子どもがASの診断を受けている人たちです。AS男性は子どもの行動に自分の行動を重ね見て苦しんでいるのかもしれません。「もしかすると自分もASなのだろうか」と自問し続けているかもしれません。その内的葛藤がストレスと不安のレベルを上げているとも考えられます。

　コミュニケーションと人付き合いで常に苦労しているAS者のストレスと不安は非常に高いレベルにあると報告されています。不安はだいたい内に収められていますが、フラストレーションのレベルがピークに達すると抑えが利かなくなり、暴力的な反応が現れることがあります。たいてい彼らは怒りを物にぶつけます。Aグループで報告された暴力のほとんどがこれでした。ところがASを否認する男性は問題をしばしばパートナーのせいにします。彼らは怒りや暴力を直接パートナーに向けます。その結果、女性にたいへん恐ろしく深いダメージを残すことがあります。Cグループでは80%の女性が身体的な暴力の被害者です。長期にわたって慢性化した暴力を受けていたケースも1件ありました。暴力をふるった男性は後悔の気持ちをまったくと言っていいほど示していませんでした。彼らのほとんどがパートナーに「こんな目にあって当然だ」と言っていました。

　AS男性が自分に問題があると気づかず、あるいは認めず、さらに「パートナーへの暴力は許しがたいものだ」と思わないなら、2人の関係が回復する望みはほとんどないでしょう。AS者のパートナーが自分の気持ちを安心して出せる場所としてFAAAS（Families of Adults afflicted with

Asperger Syndrome:「AS成人の家族」)というサイトがあります。カレン・ロドマンが運営しているこのサイトは男女を問わず支援と理解を求める定型発達パートナーを対象としています。AS者との関係に悩む人たちに「聴く耳」を提供するこのサイトは、相手がASを否認している場合、特に有効でしょう。

　ASを否認するパートナーとの関係では虐待や暴力が起こりやすくなります。慢性化した暴力を2人だけで何とかしようとするのはパートナーがASでなくても非常に困難です。ましてASの場合は、一層難しくなります。相手が完全に否認状態であれば解決はかなり厳しいでしょう。彼の暴力的な面を知っているのはおそらくパートナー女性だけです。他の人たちの目には、彼は優しく思いやりのある人として映っているかもしれません。AS男性は必死で自分のアイデンティティを守ろうとします。不都合なことにはことごとく闘う姿勢を見せるでしょう。妻の発言はほぼすべて批判として解釈し、彼女は闘って支配するべき敵だと思うようになるかもしれません。このような関係になったら修復の可能性はほとんどありません。しかし残念ながら女性は「彼は変わるかもしれない」、「そのうち自分がASだと気づくかもしれない」、「私が受けた痛みや傷はすべて2人の関係を良くするためのものだったと彼はいつかきっとわかってくれる」と希望を抱き続けることがよくあります。この望みは非常に強く、虐待的な関係にある女性の多くは最後の最後まであきらめようとしません。

　これほど機能不全になった夫婦関係が変わる見込みはほぼありません。女性は自分を守らなければなりません。子どもがいるなら子どもを守る責任もあります。暴力を目撃した影響は子どもにとって計り知れないほど甚大です。長期にわたるダメージを与える恐れがあります。夫婦間の暴力を見て育った男の子はやがて暴力の加害者に、女の子は被害者になるリスクが高いのです。子どものために別れないという考えは誤りであり、危険です。別離の際、女性には支援が必要になります。別れた後、彼に付きまとわれた、脅迫されたという話は珍しくありません。相談をした警官や専門家にASの知識があるなら、事情をよく察して協力してくれるでしょう。

離婚に伴う問題は簡単に解決できるものではありません。最近、弁護士のリン・ヘンダーソンとニコル・ハケットは、一方がASの夫婦の離婚問題をテーマにした「AS者と子どもの面会交流」というタイトルの論文を発表しています。ヘンダーソンとハケットは、ASの問題がこの2、3年で増加していることを挙げ、専門家がASの知識と問題への対処法をしっかり把握しておくことが重要であると説いています。また、奇妙かつ危険な行動の例と共に、それが離婚や親権、女性に与える影響や打撃についても述べています。繰り返し起きた問題として、ある女性は自分の車が改造されて危険な状態になっていたと話しています。私の調査でも同様のケースが複数あり、気づきの重要性を強調したことがあります（Aston and Forrester, 2002）。

　上記のような問題はASの診断を受けていなくても発生する可能性があります。ただし診断がついていれば、女性が自分に向けられた夫の奇妙な、ときには危険な行動について証言したときに周囲から信じてもらいやすくなります。

　これが離婚調停の際、診断の有無によって最も左右される点でしょう。離婚にかかわる専門家にもぜひASの症状を知ってもらいたいと思います。そうすれば問題が起きても一層適切に、また建設的に対処できるはずです。

　暴力やそれに類似する問題のない関係を続けていくには当事者の「ASである」という自覚が欠かせません。ASだと気づく人の数は増えています。専門家の間でもASに対する意識は高まっています。成人に対するASの診断も今まで以上に求められています。心理士や精神科医はASに精通しておく必要があります。しかしまだニーズに追いついていないのが現状です。

キーポイント

- 男性にASの自覚がないカップルでは、2人の問題のほとんどすべてが定型発達女性のせいにされている。
- ASであることを否認する男性がいる。
- 男性がASを否認しているカップルでは、言葉の暴力を含むドメスティックバイオレンスが起こりやすい。
- ASの気づきがあると、2人の問題の原因が理解しやすくなる。
- ASが3つの中心領域に与える影響は個人によって異なる。
- 調査では、男性にASの自覚と受容があるかどうかで2人の関係に大きな違いが生じることが明らかになった。
- 男性がASを否認または拒絶している場合、2人の関係が改善する望みはほとんどない。
- ASの気づきは2人の関係が機能していく上で必要不可欠である。
- 子どもの診断がきっかけで、両親のいずれかがASだと気づくケースは多い。

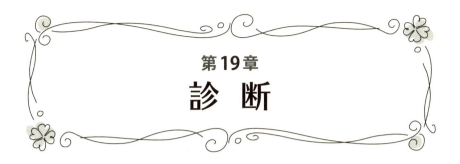

第19章
診 断

　私が話を聞いたAS者はほぼ全員が、診断によってこれまでの問題はASのせいだったと知り、胸のつかえがおりたと感じていました。そして自分自身にとってもパートナーにとっても診断は良かったと断言していました。AS男性の多くが「診断前よりも彼女は僕を理解してくれている」、「失敗しても大目に見てくれるようになった」と述べています。

　また定型発達女性も大半が「原因が明らかになって以前よりも対処しやすくなった」と感じていました。本質的な問題を知った彼女たちはもう自分を責めたり、取り乱したりしなくなりました。「彼は我儘(わがまま)ではない。思いやりに欠けているわけでもない」と理解できるようにもなりました。

　本書の前半で私はアイデンティティとASについて述べました。私が出会ったAS男性のほとんどが「自分はどんな人間か」についてしっかりとした意見をもっていました。パートナーから我儘だと言われたことのある男性は多く、彼らはそれをまったく不当だと思っていました。「自分はただ彼女のために最善を尽くそうとしていた」というのが彼らの意見です。精一杯がんばってもどうしてうまくいかないのか、診断前はその理由がわからず、彼らは問題をしょっちゅうパートナーのせいにしていました。

　原因がわかって彼らもパートナーもどんなに安心したでしょう。診断は責任を個人から離して外在化させます。「ASは妖怪のようなものだ。現在の、また過去の問題はすべてこの妖怪のせいだと」と言ったAS男性がいます。診断によって困難の理由が見つかり、責任をそこに移せるとわかっ

たとき、多くの場合、計り知れない安堵感が広がります。

　クリスとギーセラ・スレイター＝ウォーカー夫妻は著書『あるAS者の結婚』の全編で診断の問題を取り上げています。ASの診断を受けているクリスは、ASの発見が妻との関係にいかに良い影響を及ぼしたかを、次のように綴っています。「(診断は) 僕らに土台を与えた。それによって僕らは共に意義深い人生を送っていこうという思いに導かれた」

　このような気持ちは私が会ったAS男性の多くに共通していました。診断を受けたある男性は「自分は冷酷でも意地悪でもないことが妻にわかってもらえるようになりました。彼女を苦しめていたことにどうして気がつかなかったのか、その理由も互いに理解できるようになりました」と語っています。彼は奥さんが傷ついていたとは思いもしませんでした。一方で彼は「診断にはマイナスの面もあります。夫婦関係の負荷が今は全部自分の肩にかかっているように感じるのです」と述べていました。何かうまくいかないことがあっても彼はもはや奥さんや家族その他を責めることはできず、「全部、欠陥のある自分のせいだ」と思うようになっていました。これはとても悲しい考え方です。それを聞いた奥さんの反応を見れば、彼の思いを全く察していなかったことは明らかでした。2人は彼の気持ちについて話し合ったことがありませんでした。「その話になると、自分でコントロールできなくなるのではないかという強いプレッシャーにかられるのです」と彼はその理由を語っていました。

　奥さんは孤独感を訴えていました。夫は距離を置きコミュニケーションをとろうとしません。気持ちを打ち明けたことは一度もありません。彼女はそれをすべてASのせいにしており、「彼には感情がないから気持ちを話さないのだと思います」と言っていました。しかし彼の話を聞くと、それはまったく事実ではないことがわかります。彼の心は深い悲しみと絶望という感情でいっぱいでした。ただその気持ちを彼女と共有していなかったのです。

　診断をきっかけに今まで気がつかなかったこと、例えばアイコンタクトをとる、人の話に口をはさまない、考えてから発言する、などに注意するよ

うになった男性もいます。大勢のAS者が社会にもっと受け入れられたいと願っています。彼らが払う努力は並大抵のものではありません。アイコンタクトの上達を目指して、会話の最中に相手の眼を見る練習を一生懸命していた人たちもいました。ときどき眼をそらせるのは構わなくても相手の話に興味があるという表情は保ち、また眼を見る。彼らはそのようなことも学ばなければなりませんでした。

かたやクリス・スレイター＝ウォーカーは『あるAS者の結婚』の中で、診断以来自分のASの特性はある面悪化したようだと述べ、「参加したくない社会的な活動を断る正当な言い訳ができたからではないだろうか」と考えています。

診断がついたおかげで支援が見つかると思った人たちもいます。支援は全米自閉症協会、あるいはAS者とそのパートナーに役立つ情報が満載されているASPIRESなどのサイトから探すことができます。

またある男性は「診断はたくさんのドアを開けてくれました。ASにどう対処したらよいのか、今の僕には選択肢があります」と言っていました。彼はいくつもの対処法を使い分けるようになり、感情もさまざまな形で表しています。例えば、日曜日に朝食を作ってベッドにいるパートナーの元に運ぶ、あるいはパートナーから頼まれた仕事をするなどの行動で彼は愛情を示しています」。パートナーもそのような愛情表現を理解し始めました。パートナーに「きみを大切に思っている」と知らせたくても、かつての彼は感情的な方法で表出することができませんでした。

調査では、男女合わせて85％のAS者が「診断を受けてからパートナーとの関係は非常に改善した」、「前よりもパートナーから理解され、認められている」と述べています。彼らは安堵感を強調していました。ところが彼らのパートナー（定型発達者）の報告には、残念ながら違う意見がありました。AS者は「前より理解されている」と思っていても、パートナーの中には「私は理解されていない」と感じる人がいるのです。診断を受けて良かった点として彼女たちは、AS男性が何か言われたときに必ずしも批判として受け取らなくなり、適切な指摘かもしれないと思うようになってき

たことを挙げています。

　夫がASの診断を受けたある女性から私は報告書を受け取りました。率直で胸を打つこの文書には診断によって夫婦関係がどう変わり得るのかが正確に綴られていました。以下にそのまま記載しますが、個人情報につながる箇所は〇に置き換えています。

　〇月の終わり、夫と私は精神科を訪れ、彼はそこでASと診断されました。当時の私は自暴自棄になっており、「誰も私たちを助けてくれないならもう結婚生活を続けられない」と言っていました。しかし彼は何の問題もないと考えていました。

　しばらくして私は、診断は正しかったと確信するようになりました。暗く長いトンネルからやっと抜け出した気がしました。今はかつてなかったような平安を感じています。診断は私に大きな慰めを与えました。私の精神は異常ではなかったのです。問題は私のせいではなかったのです。私の感情は現実であり真実でした。当然の感情でした。私はごく普通の女性でした。結婚生活の私のニーズは感情、精神、身体すべての面で満たされていませんでした。まるで冷凍庫の中で暮らしているかのようでした。夫は冷たく、感情を外に出さず、私に関心を示すことなく、距離を置いていました。頑固で無反応でした。私のニーズはどうでもよいようでした。私の孤独は耐え難いほどでした。彼はパートナーとさえ呼べない存在でした。気持ちを通い合わせたい、感情的な絆が欲しい、子どもや私のニーズを考えてほしいと伝えても、彼は何のことかさっぱりわからないような顔をしていました。実際に「何を言っているのか理解できない」と言い、私の願いを不合理で非現実的だと見なしていました。私は冷酷な心理的虐待に苦しんでいました。彼がわざとひどい態度をとっていたのかどうかは問題ではありません。彼のようなAS者と暮らすという現実は私から人格を剥奪していました。夫は私の感情も、身体も、思いも、意見も、とにかく人間としての私の本質を何も求めていませんでした。私は愛されていな

い、望まれていないと思っていました。女性として、妻として、母として私に備わっているものは彼にとってまったく無用でした。心の痛み、苦しみ、絶望に私は圧倒されてしまうことがありました。魂が崩壊していくようでした。彼は私に何の興味もありませんでした。「どうして私と結婚したの？」と聞くと、必ず彼は「愛していたから」と言っていましたが、まったく辻褄が合わない答えでした。

　ASの診断を受けてからは、すべてがあるべきところに落ち着いたという感じでした。苦痛と失望が何年も続いていた理由もわかりました。私の自己価値、自尊心、自信は一気に膨らんでいきました。壊れていた魂も回復しました。1人の人間としての、また女性としての自分を私は実感しました。私の存在は尊く、私の意見にも価値があると思えるようになりました。アイデンティティが戻り、自分の気持ちを恥じなくなりました。「自分は女性として不十分なのだ」という思いから私は解放されました。真実を知ったからです。真実は私たちを自由にするというのは本当です。結婚生活への夢と希望が打ち砕かれたことを私はずっと嘆いていました。気持ちの上で夫との絆がないことを悔やんでいました。しかし今は違います。自分らしさを剥がされたように感じていましたが、元に戻りつつあります。むしろ前よりたくましくなっています。私は彼の元に留まろうと決めました。結婚生活は長く続いています。アイラブユーと言う夫を今は信じています。実際はまだ「愛してる？」と聞かなければそう言わないのですが、それでも彼の愛情はよくわかります。結婚生活に私はたくさんの愛と時間、努力、痛み、失望、苦しみを注ぎ込みました。振り返るとそれらすべては、心の強さと勇気を得るための投資だったと思います。夫は私を尊敬しています。私も彼に良い特質や性格を見出し、愛して尊んでいます。彼はもう問題の存在を否定できなくなりました。大切なのは問題を人のせいにするのではなく、それを乗り越えて進むことです。健全な精神、結婚生活、家族を存続させていくことなのです。私たちの結婚は〇年目に入りました。〇人の美しい娘と〇人の義理の息子、そ

して〇人の可愛い孫たちが家族に加わっています。

　かつて娘たちは「お母さんが離婚したければしてもいいのよ」と言っていました。夫の診断は娘たちにとってもプラスに働きました。父親に愛されていることを今の彼女たちは知っています。彼は愛情を示すことができなかっただけなのです。あるいは娘の成長に応じた愛情表現ができなかったのです。娘たちも自分には愛される価値があることを知り、自信をもてるようになりました。父親を尊敬し、理解し、また愛せるようになりました。私も娘たちも本当に対処しなければならないことは何であるかを知りました。それによって家族全体が強められたのです。

　診断は夫自身にも大きな影響を与えました。妻は不合理ではなく、自分はASだったと知って彼はうつになりました。それまで私に冷たく当たっていたことを悔いて「きみの人生を台無しにしたのではなければいいんだが……」と言っていました。診断直後、彼はASを否認し、そのことを話したがりませんでした。理解するには一歩下がって考える必要があったのでしょう。診断について話すのは今でもつらいようです。怒りもあったと思います。「周りの者は自分を捕まえたいのではなく、助けたいのだ」と気づくまである程度時間がかかりました。自分は愛され、望まれ、尊敬されているのだと彼にも知っていてほしいと思います。彼と話をするのは今でも難しいときがあります。私はASの良い特性を大切に思っており、ネガティブな面はきっと一緒に対処できるはずだと彼に伝えています。自分の人生のいくつかの領域に答えが見つかり、彼はほっとしたと思います。夫はコミュニケーションが苦手です。社会的な暗黙の合図もなかなか見抜けません。職場での具体的な様子はわかりませんが、一生懸命がんばっている彼を私は立派だと思っています。彼は豊かな知識と能力で周囲から尊敬を集めています。会社では昼休みに同僚と交流しているようです。しかし彼は職場で診断について話していません。この国ではASに対する理解がまだ不十分です。世間には自閉症への偏見があり、ASの本質はよ

く知られておらず、自分はASだと話すことさえままなりません。も
し告白すれば、夫も私も周りの人たちに「これまでの見方や接し方を
変えない範囲で適切に応じてほしい」という高い期待をかけてしまう
でしょう。告白によって夫の信用に傷がつくかもしれません。権威も
損なわれ、彼に余計な心労が生じるかもしれません。結果的に能力や
仕事にも悪影響が及ぶはずです。人々のASへの無知や無理解のせい
で夫が苦しんだり、からかわれたり、見下される姿を私は見たくあり
ません。彼は敬意を払われるべき人間なのです。

　彼にとって結婚生活はいつも優先順位の下位にありました。2人の
関係もそうでした。しかし今、彼は真実に向き合って努力を続けてい
ます。私には希望が見えています。彼は私を本当に愛しているのがわ
かります。これまでの苦労は無駄ではなかったのです。夫は以前より
も私のことをよく考えて、理解しているように見えます。以前の彼が
一切示すことのなかったあたたかさを私は感じています。気持ちにか
かわることを求められると彼はまだ脅威を感じるようですが、状況は
前よりも把握できるようになっていると思います。

　この女性は夫の診断から明らかに良いことを見出しました。AS者が診
断を受け、それを自ら認めるとき、このような結果はよく現れます。診断
後もAS男性にはパートナーの気持ちを満たすということがなかなか理解
できないでしょう。しかし彼女には何はともあれASというハンガーがあ
ります。不満をそこにかけておくことができるのです。
　私の調査では、診断が遅すぎたと感じていた男性が3人いました。彼ら
の場合、パートナーとの関係はすでに崩壊していました。問題の原因を両
者共に見つけられなかったからです。彼ら自身もパートナーもそれを悔い
ていました。3人の男性は助けを求めてたくさんの専門家を訪れていまし
たが、いずれの医師、カウンセラー、心理療法士もASの症状を認識できま
せんでした。彼らはそのことを非常に嘆いていました。これらのケースは
本人の気づきの大切さと共に、ASの複雑さに対する専門家の理解がいか

に必要であるかを強く指し示しています。私が出会ったAS男女の多くが「自分は他の人たちとは違う」、「疎外されている」、「社会から拒絶されている」と感じていました。

　ある男性は「もしASだと知っていたら、彼女と正しい道を歩めたと思います。2人の関係に欠けているものや困難を補う方法も見つかったのではないでしょうか」と語っていました。「最大の問題は」と彼は付け足しました。「それに気づいたときはもう手遅れだったということです」。奥さんはすでに彼の元を去っていました。彼らの夫婦関係にはさまざまなストレスがあり、2人とも打ちひしがれていました。どんな関係でもストレスがあると心身に不調が出やすくなります。次の章ではASが心身に及ぼす影響について見ていきましょう。

キーポイント

☐ ほとんどの定型発達女性はASパートナーの診断後、問題に対処しやすくなったと感じていた。

☐ あるAS男性は診断によって2人の関係が自分にのしかかっているように感じていた。また、他の人を責めることができなくなったと思うようになっていた。

☐ ほとんどのカップルは診断のおかげで互いを理解できるようになり、関係の改善に向けて努力するようになったと述べている。

☐ 診断が自分とASパートナーとの関係にもたらした変化を詳しく語った女性がいた。

☐ 診断を受けたのが遅すぎたと述べたAS男性が3人いた。

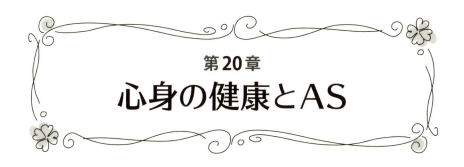

第20章
心身の健康とAS

　調査では全体の3分の2のAS男性が「精神的な不調はパートナーとASのせいだ」と感じていました。パートナーとの関係から生じたストレスによる主な精神疾患として40％の男性がうつを挙げていました。

　トニー・アトウッドは著書『ガイドブック アスペルガー症候群－親と専門家のために』（東京書籍 1999）で、思春期のうつがどのように起こるかを解説しています。知的な能力があるにもかかわらずASの子どもたちは思春期に友だちを作ろうとするとき、よくいじめの標的にされます。周りの子どもたちはASの子の社会性の弱さをすぐに見抜き、「奇人」、「変人」というレッテルを貼ることがあります。仲間入りは難しいと自ら気づくかもしれません。皆に好かれたい、認められたいと切実に願っているのに拒否されると疎外感が芽生え、そこにうつが忍び込みます。受け入れてもらおうと努力すればするほど拒絶されるように感じ、うつは一層深まっていきます。

　AS成人が他者と親しい関係を築き、パートナーとして一緒に暮らし始めたとき、これと非常によく似た状態が起こります。同居によってAS者は思春期と同じように移行と変化を迎えます。AS者にとって最もストレスが高くなるときです。相手から好かれたい、仲良くなりたいという願いは成人後も強いのですが、AS男性の多くは、どんなにがんばっても失敗してしまうと思っています。「パートナーの期待に応えられない」と言う人もいれば、「自分は彼女に不向きで2人の関係には悲観的だ」と言う男性もい

ました。話を聞くと彼らのほとんどが、好意と受容に対する純粋な欲求を抱えていました。しかしその望みはASがもたらす問題によって妨げられていました。

　やがて彼らは、パートナーから認めてもらおうと努力をしても失敗ばかりすることに気がつきます。悲しみや怒り、フラストレーションが湧き出てきます。多くのAS男性がストレスと不安からうつ状態になっていました。2人の男性が「うつの直接的な原因は彼女の態度にあると思う」と述べていました。特にパートナーから向けられた怒りや大声が理由として挙がっていました。「彼女から非難され苦しめられた結果うつになり、引きこもるようになった」と彼らは確信していました。確かにうつを訴えるAS男性は多いのですが、その中の15％が「彼女と一緒になる前の孤独に比べれば、今の関係を続ける価値はある」と感じていました。彼らは声を揃えて「認められたい。必要とされたい」という願望を語っていました。どんなに落ち込んでいる人でも「パートナーは決して見つからないのではないかと悩んでいた独り身のときよりはずっとましだ」と言っていました。

　相手から求められたい、好かれたい、認められたいという切実な願いは、おそらく学校生活でしばしば感じた拒絶や孤独に関連しているでしょう。あるAS男性は十代の頃のエピソードを語ってくれました。彼は当時も身長が高く、よくからかわれていました。ひどいいじめもありました。大柄でありながら彼は一度も仕返しをしなかったので、加害者たちはすぐに恐れは無用だと知りました。彼は加害者たちが怖くてたまらず、昼休みはトイレに隠れて過ごしていました。黙って恐怖におびえながら彼はトイレでサンドイッチを食べていたのです。事情を何も知らないカフェテリアの女性に見つけられて何度か校庭に追い出されたこともありました。彼は校庭でも罵声（ばせい）を浴びせられ、暴力をふるわれていました。優秀な成績で高校を卒業した後、彼は会計士になるために大学に進みました。入学を前にして、彼は自分を変えようと決意しました。高校で彼をみじめな生活に陥れた男子学生はふざけるのが好きで人気者でした。「ああいう行動をとろう」と彼は思いました。そして気楽な雰囲気を装い、面白おかしいことを言おうと

努めましたが、たいていは周囲の気分を害する結果になってしまいました。幾日も立たないうちに、彼は自分が皆から避けられ、無視されていることに気づきました。

　危機が訪れたのは、好きな女の子から残酷なジョークのネタにされたときでした。デートの申し込みに承諾したその女の子は、割り勘にしましょうと言って彼を高級レストランに誘いました。食事が済んだ後、彼女は代金を払わず彼を店に残したまま裏口からこっそり帰ってしまいました。学生だった彼は2人分の食事代を持ち合わせていませんでした。この出来事は彼にとって大きなトラウマになりました。さらに彼女が「あの人はゲイよ」と言いふらしていると知って、彼の苦悩と恐れはますます強まりました。あまりにもひどい仕打ちにどうしようもありませんでした。彼は引きこもり、被害妄想を抱くようになりました。間もなく症状はひどく悪化し、彼は入院しました。大学は中退し、学位も諦めなければなりませんでした。

　その後、彼は思いやりの深い女性と比較的良好な関係を築きました。彼女はASを理解し、彼と共にさまざまな努力をしました。しかし残念ながら彼は過去の傷を引きずっており、彼女の発言を「やり込めようとしている」と誤解して攻撃的な言葉を返すことがありました。彼女は悲しみでいっぱいになり、彼のせいでどんな気持ちになったかを伝えました。彼はそれを聞いて激しく落ち込み、「自分は彼女を幸せにできない、どうしようもない男だ」と思うようになりました。精神科医から抗うつ剤を処方され、紹介状をもって彼は私のところにやって来ました。カウンセリングでは2人の関係と両者の自尊心の回復を目指しました。彼の調子の良いときはゆっくりですが進歩が見られました。

　強いストレスをもたらすもう1つの領域は徹底したルーティンへのこだわりです。このこだわりによるカップルの問題の例として、ある40代のAS男性からの報告があります。この男性は自分が決めたルーティンをパートナーにも守らせようしていました。彼は「そのフラストレーションがストレスになっています」と語り、彼女はルーティンを妨害するためにわざと自分のやり方を貫いていると思い込んでいました。

私の調査ではほとんどのAS男性が「パートナーを不幸にしている」と自分を責め、「これまで彼女の期待に応えていなかった」と思っていました。しかし同時に「自分が落ち込んでいるのは彼女のせいだ」とパートナーをも咎めていました。彼らの中ではこれらの考えがつながっていないようでした。

　パートナーの女性たちも極度のストレスとうつを訴えていました。自殺を考えたと言った女性は2人います。彼女たちはうつの直接の原因はAS男性との関係にあったと確信していました。また、男性がASであると知ってから精神面での健康が回復したと感じていました。何がASのせいで何がそうではないのかが、よりわかるようになると、回復は一段と進みました。ところが調査では、パートナーの心の状態について把握していたAS男性は皆無に近いことが明らかになっています。彼らはパートナーがなぜ悲しんだり、ふさぎ込んでいるのかわかっていませんでした。この共感性の欠如は、彼らが相手の苦悩をどう解釈し、それにどう反応したらよいのか理解していないことを意味しています。

　パートナーが感情的になったり落ち込んでいると、AS男性は「彼女は僕に罪悪感や責任感を負わせるためにわざとそうしている」と誤解することがあります。論理的な理由がなくても人は怒ります。他者を操作するために怒るとは限りません。しかしAS者にはそれがなかなか理解できません。パートナーが涙を見せたとき何の反応も示さなかったAS男性は何人もいました。彼らはどうしたらよいのかまったくわからず、パートナーから距離を置くことしかできませんでした。逆に、怒りや罵りで泣き止ませようとするAS男性もいました。

　ある女性は娘と仲たがいをして激しい言葉を交わしたことをカウンセリングで話しながら泣き始めました。そばにいた夫は泣いている彼女を完全に無視していました。「どうして黙って見ているのですか。なぜ慰めや同情の言葉をかけないのですか」と聞くと「妻はそんなものを望んでいません」と彼は言いました。「近づこうとしても拒むんです」

　「なぜそう思うのですか」という私の問いに彼は「泣いているっていうこ

とは、僕が何か間違ったことをしたということです。こういうときには何も言わないのが安全です」と答えました。

　私は「奥さんが泣いているのは娘さんとの喧嘩が原因なのですよ」と説明し、彼女が元気になるには支えが必要であると話しました。すると彼は奥さんの方に体を傾け、彼女の手に一瞬触れて、また離れました。愛情のかけらも見られない行為でした。彼は本当にどうしたらよいのかわからないようでした。自分が原因で彼女が怒ったときのことしか思い出せなかったのです。

　AS者にとって非言語の合図の読み取りや感情表現の理解は非常に難しく、反応の仕方も知らない人がいます。感情的な場面では何を言ってどう振る舞えばよいのかわからず、まったく何もしないかもしれません。あるいはパートナーの車を洗ったり、お茶を入れてあげるなど、実用的な行動を始めるかもしれません。彼らは実際的かつ客観的な方法で思いやりを示そうとします。どうしたらパートナーを感情的に支えられるのかと考えあぐねるよりも、そのほうがずっと楽なのです。

　AS女性も大半が、パートナーとの関係で生じるフラストレーションや怒りを語っていました。3分の1の女性が結果的にうつになったと報告しています。うつは怒りが内面に向いたときにしばしば生じます。私が出会ったAS女性たちはAS男性よりもずっと容易に怒りを表すことができました。これは性差によるものかもしれません。AS成人とうつに関する私の調査では、男性のうつは女性に比べて10％高い数字が出ています。AS男性はパートナーに対する怒りを内面化する傾向がはるかに強いことがわかりました。一方、パートナーとの関係は自分にネガティブな影響を与えていないと言うAS男性もいます。

　調査ではAS男性の3分の1が、心身の健康に関してこれまでに挙げたケースとはまったく逆の見解を示しており、パートナーとの関係が始まってからむしろ心身共に健康になったと語っています。その理由は個人によってさまざまです。例えば「彼女は仕事がらストレスの解消法や食事や運動に詳しく、いろいろ教えてくれるから」、「ストレスがあるとき妻に額をマッ

サージしてもらいながら眼を閉じると、ゆったりした気分になります」という報告がありました。また、複数の男性が「もう独りではなくパートナーがいる、と考えるだけで気分が良くなる」と言っていました。

　パートナーは必要であり、孤独よりも良いと思っているAS男性は明らかに多いのですが、その思いの強さは実際のパートナーとの幸福度に必ずしも一致していたわけではありませんでした。彼らには「パートナーがいるかどうか」が重要事項のようでした。とにかく関係が保たれればいいと考え、互いに不幸であるという事実から完全に眼をそむけて暮らしている人たちもいます。すっかり破綻した夫婦関係に悩んでいたカップルと私は話をしたことがあります。夫は妻を切り離した生活を送っていました。自分がすることに一切妻を入れず、毎日ひたすら仕事に打ち込んでいました。仕事にもまったく妻を関与させず、彼女をどこかに連れて行ったことは一度もありませんでした。奥さんは非常に孤独な日々を過ごしていました。彼のセックスの目的は子どもを作ることだけでした。それ以外に彼は決して彼女に触れようとしませんでした。話しかけようともせず、家にいるときは書斎に閉じこもっていました。

　問題はピークに達していました。奥さんはもはや孤独に耐えられなくなっていました。彼らには子どもが2人いました。2番目の子は生後6か月のとき髄膜炎で亡くなり、長女は自閉症スペクトラムと診断されていました。彼は「家族を完成させるためにもう1人子どもを作らなければならない」と考え、男の子の誕生を望んでいました。奥さんは彼とのセックスを拒否し、「こんな状態の人とはもう暮らせない」と言って離婚を申し出ました。それがきっかけで彼はカウンセリングに助けを求めるようになりました。

　長女が自閉症スペクトラムの診断を受けたとき、夫自身もASの可能性があると言われました。彼はそれを受け入れましたが、奥さんがその話をするのは許しませんでした。「彼女はASを武器のように使って攻撃してくるに違いない」と思ったからです。カウンセリングについて彼は「見も知らぬ人と話をするのが助けにつながるとは思わない」と強い口調で言っていた

そうですが、「彼女はもう1人子どもを産んでこれからも一緒にいようと納得するかもしれない」と考え、カウンセリングを申し込みました。彼は妻の問題が明らかになり、自分への絶え間ない批判が止むことを望んでいました。ただそれは、家族を保ちたい一心からの願いでした。

　この男性には周囲の悲惨さが見えませんでした。彼の関心は自分が築こうとしていた「家族」とその「存続の重要性」にしかありませんでした。彼自身も非常に不幸でした。そしてそれは妻のせいだと考えていました。そのため妻と距離を置き、妻を自分の生活に入れないことで不幸を解決しようとしていました。その距離こそが妻を不幸にしているとはわかりませんでした。彼の焦点は「家族の完成と維持」という欲求にだけ向けられていました。彼にとってそれは自分や妻の幸福よりもずっと大切でした。

　このようなケースではAS男性の焦点を変えていく試みが必要なのですが、非常に難しいことがあります。むしろ女性が「こんなにつらい思いをしても彼との関係は続ける価値があるだろうか」と検討してみるほうが良いときもあります。ASが原因で起こっている問題を男性が認めようとしない場合は特にそうです。

　AS男性に「ASのせいで、またパートナーがいることで身体的な不調が生じることはありますか」と聞くと、15％がストレスを感じており、その影響は性行為に及んでいると答えていました。ストレスで太ったと言った男性は2人いました。彼らは自分にもう満足できなくなったと感じていました。

　パートナーとの間にストレスと怒りがあるとき、最初にダメージが現れるのはたいていセックスです。カップルの問題はAS者にプレッシャーを与えます。絶えず怒りを抱えるようになるとストレスは性欲や性行為を左右します。

　身体的な不調に関する同じ質問に、AS女性は「心身共に重篤な影響が及んだ」と答えていました。調査ではAS女性は1人残らずパートナーとの関係で「強いストレスと不安を感じることがある」と述べています。具体的に挙げられた健康の問題は体重減少、高血圧、動悸などさまざまでした。

第20章　心身の健康とAS

カップル間の問題や複雑さに対する彼女たちの認識はAS男性よりもかなり高いようでした。彼女たちは問題解決の糸口を探そうとしていました。解決できないときの失望はとても強いものでした。調査に参加してくれたAS女性は全員が自閉症スペクトラムの男性と暮らしていました。パートナーとの関係において彼女たちは私が出会った定型発達の女性とほとんど同じようにたくさんの責任を担っていました。

　定型発達の女性も全員が「AS男性との関係で精神的な、ときには身体的なダメージが生じた」と述べています。彼女たちの多くが現在抗うつ剤を服用しており(あるいは過去に服用した経験があり)、疲労、苛立ち、絶望、孤独を訴えていました。気がおかしくなりそうだと述べた女性もかなりいました。しかし中にはパートナーがASの診断を受けてから、または問題の原因に気づいてから自分の考えも変わったというケースもあります。「困難の原因はASにあり、彼が感情的に反応しないのも、関係の改善に積極的ではないのも私のせいではない」と知った女性たちは自尊心を建て直すことができるようになっていました。AS男性は精神面でのサポートを「しない」のではなく「できない」のだとわかってから、彼女たちにとってさまざまなことが進展しました。ASの気づきはカップルにとって良い結果をもたらす可能性があります。2人で助けを求め、ASの認識と理解を深めるなら、両者が抱える心身の不調はほとんどが緩和されるでしょう。パートナーとの関係に不満や悩みのあるカップルはしばしばカウンセリングに支援を求めます。ASの影響を受けている人たちの多くが、ある時期に1人であるいはパートナーと共にカウンセリングという旅路に出ます。次章ではその旅で彼らが得たものをいくつか紹介していきます。

キーポイント

- □ AS男性の大半が、精神的な不調はASとパートナーが原因だと確信している。
- □ AS男性の多くが、ある時期うつに悩んだと述べている。
- □ パートナーとの関係が始まってから精神面の健康が改善されたと感じているAS男性は多い。
- □ AS男性の多くが、問題はあっても独り身よりパートナーがいるほうが良いと述べている。
- □ AS男性は徹底したルーティンにこだわり、そこからストレスが生じることがある。
- □ 定型発達女性の多くが極度のストレスとうつに苦しんでいる。
- □ AS女性の多くが、パートナーとの関係でうつ状態になったと述べている。
- □ AS男性の多くが、パートナーとの関係が始まってから心身の健康が増進したと述べている。
- □ AS男性の多くが、2人の関係の状態とASは性行為にも影響を及ぼしていると述べている。
- □ AS女性はパートナーとの関係によって身体の不調が生じたと述べている。
- □ ASの診断を受けてから健康が増進したと感じているカップルがいる。

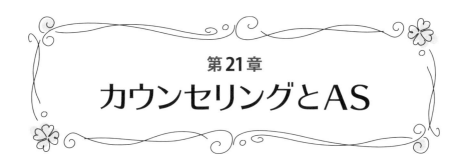

第21章
カウンセリングとAS

　私の調査では75％のカップルが、ある時期カウンセリングを受けていました。中には何かあるたびにカウンセリングに通っていた人たちもいます。問題解決の手助けを求めて彼らは巨額のお金を費やしていました。ところがほとんどのケースではカウンセリングの効果は見られず、60％のカップルが大きな不満を抱いていました。カウンセリングを受ける前よりも関係が悪化したカップルもいました。

　カウンセリングの失敗の主な原因はASの認識の欠如です。カウンセラーもカップルもASの存在を認め、ASが２人の仲にどう作用してどのような問題を起こすのかを理解しなければ、カウンセリングは決してうまくいきません。男性がASだと気づかないカウンセラーには、カップルの本当の姿がはっきり見えないでしょう。

　カウンセリングルームでAS男性は自分にできる「最高の行動」をとるかもしれません。彼はおとなしくて礼儀正しく見えるでしょう。「僕は妻を幸せにしようとベストを尽くしているのです」、「彼女に良かれと思うことは何でもしています。給料は全額渡しています」、「それなのに妻は僕の批判ばかりするのです」と静かに語るかもしれません。カウンセラーは、彼が眼を合わせないのは自尊心が低いから、あるいは内気な性格だからと解釈するかもしれません。少年のようにはにかんだ態度を好ましく思うかもしれません。一方、定型発達の妻は、神経質、不満が多い、苛立っている、要求が厳しい、怒っているという印象を与えるかもしれません。彼女たち

は自分の気持ちを、そして夫との関係で抱える苦労をやみくもにぶつけます。カウンセラーは「自分の役割はこの男性の救出ではないか」と思うようになるかもしれません。

　ある夫婦がカウンセリングを受けることになりました。彼らの問題はコミュニケーションの難しさと、夫が妻に対してセックスを含めた身体的接触を一切とらないことでした。一緒になって10年が経っていましたが、夫が失業してからは関係が悪化していました。妻は強い不満を抱えていました。彼との生活は困難極まりなく、得るものはゼロに等しいと彼女はカウンセラーに訴えました。

　話を聴いた後、カウンセラーは夫の意見を聞きました。自分は結婚生活に大きな貢献をしていたと思っていたものの、実はそうではなかったと彼は答えました。そして「妻は機嫌が悪いんです」と付け足しました。「僕が海外旅行の旅費を払えなかったから」。それを聞いた奥さんは激怒し「旅行の費用は私が全額払ったじゃない」と言いました。カウンセラーはなぜ彼女がそれほど怒っているのか尋ねました。

　「私がどうして怒っているかですって！?」と彼女は叫ぶように言いました。「彼には私の考えがまったくわからないんですよ。本当に頭がどうかなりそうです」

　この発言を受けてカウンセラーは彼女にこう尋ねました。「耐え難いなら、なぜ彼の元に留まっているのですか」

　この否定的な問いかけは妻にも夫にも衝撃であり、ダメージを与えました。彼らはカウンセリングを打ち切りました。妻は自分の言い分を信じてもらえなかった、カウンセラーは夫の側に立っていたと感じました。カウンセラーがASの問題を理解しておらず、ASの微妙な特徴を誤解したために逆効果の発言をしたというエピソードを私は何度も耳にしています。

　ある女性はカウンセラーから「あなたは同性愛者ですか」と聞かれたそうです。彼女が悩んでいたパートナーの行動は男性にありがちなものだと思われたのです。ASの特徴を「普通の男性の特徴」と見なすようなカウンセリングはカップルの関係を深く傷つける恐れがあります。ASの行動と定型

発達男性の行動には違いがあります。定型発達の男性には行動に選択肢があります。例えばパートナーが悩んでいるとき、彼らは彼女と話し合うか、精神的に支えるか、どちらかを選べます。ところがAS男性にはその選択肢がありません。自分に何が求められているのかを見極める力がないのです。この違いをカウンセラーが知らないと、相談した女性は自分の話を聴いてもらえなかった、信じてもらえなかったという気持ちになります。「普通の男性と同じですよ」と言われれば、AS男性の行動が承認されて後ろ盾ができたように感じるでしょう。問題の原因は彼にあるのだと、もはや本人に認めさせることができなくなってしまいます。

　カウンセラーから、もっとコミュニケーションをとりなさい、気持ちを話しなさいと要求されるとAS男性は苦手な「対話」をしなければならないというプレッシャーを感じるでしょう。ある男性は毎日妻に自分の気持ちを５分間話しなさいと言われましたが、できませんでした。いったい何を話せばいいのか、「感情的な会話」とはどういう意味なのか、まったくわからなかったからです。課題をしてこなかった男性にカウンセラーは「どうして感情を話せないのですか」と尋ねました。

　「わかりません」と彼は正直に答えました。カウンセラーは「では、理由を考えてきてください。来週はそれについて話しましょう」と言っただけでした。

　彼は不安でたまりませんでした。プレッシャーも感じていました。奥さんは彼に言いたいことを考えてみるよう促しました。次のカウンセリングに現れたのは奥さんだけでした。彼は携帯の電源を切っており、奥さんは連絡をとれませんでした。彼は二度とそのカウンセラーのところには戻りませんでした。これはたいへん残念なことでした。最初カウンセリングに乗り気だったのは奥さんではなく彼だったのです。しかしその後、彼がASだとわかり、それがきっかけで２人はまた一緒にカウンセリングを受けるようになりました。新しいカウンセラーはASを理解し、課題の内容も２人で実践しやすいものでした。

　カウンセリングと心理療法の影響でひどく苦しんだAS女性もいます。彼女はある心理療法士からセラピーを３年間受けていました。この療法士は彼女のASに気づいていませんでした。セラピーでは感情を深く刺激する

課題が出されました。自分自身と感情の分析というプレッシャーが彼女にのしかかっていました。療法士に怒りをぶつけると、その怒りについて質問されました。療法士は、「拒絶されるのではないかという深い恐れをずっと抑えていたから、今怒りが出るのです」と言い、さらにその理由を彼女の子ども時代につなげ、父親がよそよそしかったからに違いないと結論付けました。父親とは確かに距離がありましたが、彼女は気にしていませんでした。しかし療法士から指摘され、あらためて考えざるを得なくなりました。当時彼女は自分の子どもたちのことで悩んでいました。自分も子どもたちにうまく愛情を伝えられないのでカウンセラーから悪い母親だと言われたように感じました。ストレスと不安は彼女の中でどんどん大きくなり、そのまま留まりました。彼女は、周囲の出来事はすべて自分のせいだと考え、怒りを抑えようとしているうちに間もなく重篤なうつ病になりました。神経衰弱の症状も現れました。ある晩、最悪の状態になった彼女は自殺を図り、精神病院に入院しました。入院中に心理士が彼女のASに気がついたのは不幸中の幸いでした。現在彼女は家族と共に、ASの理解に基づいた建設的なやり方で問題に取り組んでいるところです。

　ASに気づかない人からカウンセリングを受けるダメージは何度強調しても足りないくらいです。カウンセリングがカップルにとって益となるかどうかは何より大切です。私が話を聞いたカップルの大半が、過去にカウンセリングで非常に否定的かつ非建設的な経験をしていました。彼らのほぼ全員が、カウンセラー（あるいは心理療法士）も自分たちもASが関連しているとは知らなかったと述べています。

　カウンセリングに関する報告は否定的なものばかりではありませんでした。AS男性が出した報告書の30％はカウンセリングに肯定的でした。あるAS男性は「カウンセリングは安心して話ができる場だ」と述べ、カウンセリングの中立性を楽しんでいました。また別な男性は「カウンセリングのおかげで単独行動が好きな理由を妻に説明できるようになった」と話していました。彼がかつて通っていたカウンセラーは「単独行動が好きなのは一人っ子だからだ」と決めつけていました。問題の根本的な原因はASなのです

が、そのカウンセリングでは彼のASは認められませんでした。それでも「なぜ2人の関係に親密さが欠けているか」という問いに答えが1つ見つかり、男性は「助かった」と言っていました。しかし長期的な解決にはならず、カウンセリングの終了後も問題は変わりませんでした。このカウンセリングで彼が知ったのは「一人っ子の影響」だけでした。

　定型発達女性の中には「悩みを第三者に話せてほっとする」、「共感してもらえると心が安らぐ」と感じている人たちがいました。何人かのAS男性は「カウンセラーが提供してくれる注目や時間を楽しんでいる」と語っています。彼らは「カウンセラーは自分とパートナーそれぞれに平等に時間を与えてくれる」と感じていました。ある若い男性は「最後まで話ができる。途中で妻に話を取られることがない」と言っていました。別な男性は「カウンセラーは妻と同じように自分に敵対していた。妻の側に立って僕の言い分には耳を傾けてくれなかった」と苦痛を訴えていました。

　カップル・カウンセリングの他に個人でカウンセリングを受けている人も大勢います。個別の場合も、やはりカウンセラーにASの知識がなければ、カウンセリングは成功しないでしょう。せいぜいつかの間の安堵を得る程度です。AS男性が単独でカウンセリングを受け、問題を解決しようとする場合、カウンセラーのASの認識は特に重要です。個別カウンセリングではカップルの状態について1人の言い分しか聞けません。カウンセラーは真実からほど遠い誤った結論を出すかもしれません。AS男性は「僕はパートナーを精神面で支えてあげられない」とか「彼女が一緒にしたがっていることに僕は参加しない」と自分からは言えません。それが2人の問題の本質的な原因だとはわからないからです。彼にカウンセラーを欺こうという意図はないはずです。自分が気づいていないことは説明できません。カウンセラーも彼がASだとわからなければ、問題の本質を正確につかめません。適切な質問も出せないでしょう。AS男性に対して同情的な発言をすれば、「悪いのはパートナーだ」という彼の確信に拍車をかけるだけです。

　カウンセリングの中には、過去を振り返り、かつての怒りを再訪させる方法があります。クライエントは制御を外すようにと言われます。しかし

感情のコントロールはAS者にとって必須事項です。制御を外させるよりも彼らのニーズを重視するべきです。怒りの爆発を防ぐことができるのもコントロールがあってこそなのです。過去の感情を掘り返し、抑圧されたかつての怒りを積極的に追体験させるセラピーは定型発達者にとって建設的な結果をもたらすときがありますが、このセラピーで生じる痛みはAS者にダメージを与えかねません。強烈な感情を呼び覚まし、怒りを刺激する手法は危険と害をはらんでいます。

　ある女性は婚約者とカウンセリングを受けていました。婚約者がASであることに、当時は本人も彼女もカウンセラーも気づいていませんでした。カウンセラーは彼に幼少期について尋ねました。そして問題はおそらくそこから来ていると判断しました。彼はその意見に激しく抗議しました。「僕の子ども時代に欠陥があったなど、よくもそんなことが言えるな」と叫びながら立ち上がり、自分のコートをつかむと部屋から出て行きました。カウンセラーは彼の反応に明らかにショックを受けていました。彼自身が対処できない感情に火をつけてしまったからです。なぜそのような反応が生じたのか詳しいことはわかりませんが、おそらく男性がカウンセラーの発言を誤解し、自分の幼児期に非があったと言われたように感じたからでしょう。彼の幼少期は楽しいものではなかったかもしれません。だからこそ子どものときのようにかんしゃくを起こし、部屋を出て、乱暴にドアを閉めたとも言えます。

　また、別な男性はカウンセラーの意見や質問に対する理解の問題を挙げていました。AS者は皮肉や両義語、暗示の理解が苦手です。カウンセラーの意見をしっかり把握するのは、AS者には非常に難しいでしょう。はっきりと直接的な言葉で話さない限り、AS者に言葉の裏の意味は伝わりません。カウンセリングでは気持ちに関する話が多いので、この問題は特に顕著になります。

　調査ではカップルの大多数が、カウンセラーの知識不足から誤解を受けて落ち込んだと述べています。カップルでも個人でもASが関連している場合、カウンセリングには通常のやり方とはまったく違うテクニックが必要です。カウンセラーがASを認識できないと、カウンセリングは双方のパートナーを傷つける可能性があります。AS者のカウンセリングは、ASの本を

1冊読んだだけでできるようなものではありません。ASは深刻な症状を呈します。治療や薬で完治できる精神疾患ではありません。ASは脳の異常であり、発達障害です。思考の仕方が定型発達者とは異なります。カウンセラーはその違いを必ず理解していなければいけません。

ASは複雑です。周囲から十分に理解されないことがあります。知的な障害をもたらさないのでAS者は一見、定型発達者と何の違いもないように見えます。仕事もこなせます。ASは目に見えません。それがどのようにマイナスの影響をもたらすかは、たいていAS者に最も親しい人たちにしかわかりません。ASの診断に伴う家族の支援は全米でも、おそらく海外でも不足しています。専門機関は組織を見直し、社会的弱者であるAS者とその家族に向けた支援とサービスを具体化する必要に迫られています。

カウンセリング機関及び民間のカウンセラーは、クライエントに最高レベルのサービスを提供しなければなりません。すべてのAS成人、そのパートナー、そして家族が質の良いカウンセリングを受けられる日が来ることを私は願ってやみません。

キーポイント

- □ ASカップルの大半がカウンセリングを受けている。
- □ 彼らのほとんどがカウンセリングに不満を抱いている。
- □ 定型発達女性はカウンセリングで「自分の話を信じてもらえない」、「カウンセラーはパートナーの味方になっている」と感じることがある。
- □ カウンセラーが問題の原因はASにあると気づいていない場合、カウンセリングはAS者に過剰なプレッシャーを与える恐れがある。
- □ カウンセリングについてAS男性からは肯定的な報告が多く寄せられている。
- □ セラピーの中にはAS者に大きなダメージを与えるものがある。
- □ カウンセラー及びカウンセリング機関にはASの認識が一層求められている。

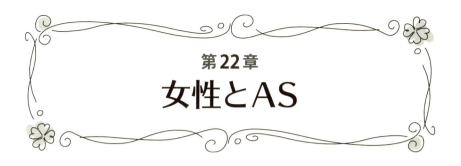

第22章
女性とAS

　これまで主にAS男性について述べてきました。調査に協力してくれたAS者の大多数は男性です。また実際にASは男性に多いため、本書では内容を簡潔にわかりやすくするためAS者イコールAS男性という前提で書き進めてきました。

　すると「AS女性についてはあまり知られていない」という側面が浮き彫りになりました。調査では少数ながらAS女性からも回答を受け取っています。本章はそれらの回答と、直接インタビューをして得た情報が元になっています。ただしサンプル数はかなり少ないので、一般的なAS女性の意見として取り扱うことはできません。最初にそれをお断りしておきます。

　イギリスの全国調査では、報告のあったドメスティックバイオレンスの90〜97％は男性によるものでした。つまり女性が加害者となったケースは3〜10％だけです。しかしこれらの数字はあくまでも報告されたケースに基づいているため、現実とは異なる可能性があります。男性は自分が受けた暴力を報告しない傾向があるようです。「弱い男」という印象が社会的な不名誉に通じるからでしょう。

　私の調査では75％のAS女性がパートナーに身体的な暴力をふるっていました。全国平均と比べてもこの数値は高く、確定ではありませんが、AS女性は定型発達女性よりもパートナーに暴力をふるいやすいと言えます。

　私はAS男性とAS女性の特性の違いも調べました。その1つはアイデン

ティティです。「私は誰？」、「本当の私は何？」という質問はAS男性よりも圧倒的にAS女性からよく出ます。

トニー・アトウッド (1998) は、ASの女の子は延滞模倣によって社会的な振る舞いができるようだと述べています。言い換えると、彼女たちは社会的な振る舞いを観察して真似る力はあるものの、実際の行動に移すタイミングがしばしばずれていたり、不自然だということです。AS女性はテレビや他者を見て「自分がなりたい役」を見つけます。彼女たちが真似をするのはたいてい人気のある人物です。その人の仕草、言葉、癖を自分のものにしようとします。AS女性も周囲から好かれたい、受け入れてもらいたいと切望しています。この願いはAS男性よりもずっと強いようです。

AS男性は早期に自己像を確立し、それに執着する傾向がありますが、AS女性は多様な人物像を試そうとします。その欲求とエネルギーは驚くほど高いのですが、同時に本人を疲弊させます。高揚したかと思えばひどく落ち込むなど、気分の変動が一層激しくなる女性もいます。

「自分探し」の方法はさまざまです。宗教、教育を通して、あるいは人間関係を変えることによって自分を見出そうとする女性がいます。ある女性は「本当の自分」を探して宗教に傾倒し、世界中を渡り歩いていました。チベットでは仏教徒に、アメリカではモルモン教徒に、トルコでは親しくなったある家族の元でイスラム教の生活を送っていました。彼女はASです。人とのかかわりが大の苦手です。自分探しの旅は決して楽ではなかったでしょう。しかし自分を発見したいという彼女の欲求は強力でした。本当は1人でいるのが好きな性格でしたが、それに挑んでまで世界中を旅し、多様な人々と文化の中に入っていました。すべて、彼女の言うところの「全部の自分」を感じるためでした。

別な女性は文化の異なる複数の男性と付き合っていました。彼女はインターネットを利用して男性と出会い、自分にふさわしい文化と国籍が見つかれば心の平安が得られるはずだと信じていました。

自分のすべてを知りたい、心安らかになりたい、自分を受け入れたいという要求はAS女性の場合、大きな原動力になっているようです。自分を

刺激し、向上させるヒントが見つかると、彼女たちは周りの人たちにもそれを知らせたくなります。新発見を分かち合いたいと思います。その衝動はとても強く、一旦アイデアが浮かぶと彼女たちはまっしぐらに進みます。ある女性は自分が山羊座だと知りました。星占いに「山羊座の人は意志が強く努力家です。一見冷たくよそよそしい印象がありますが、実は心があたたかく愛情豊かな人です」と書いてあるのを読み、彼女は意気揚々と「答えを見つけました！」と私に報告してきました。「どうして自分は変わっていると思われるのか、これでわかりました」と言って大喜びしていました。それから間もなく、この女性は占星術の専門家になり、会う人すべてに誕生日を聞いていました。彼女の占星術の知識は並外れたものでした。ところがある男性と出会ってその情熱は打ち砕かれました。彼は占星術の法則に１つも当てはまるところがありませんでした。この男性の性格は、彼の星座の特徴にも、彼女が割り出した結果にもまったく一致していませんでした。彼はあらゆる科学的根拠を挙げ、占星術は必ずしも信頼できるわけではないと反論しました。彼女は幻滅し、しばらくうつ状態でした。しかしある日ヨガについて読み、瞑想(めいそう)がいかに人生を変えるかを知ると、また新しいサイクルが始まりました。

　なぜ女性はそれほど自分探しに夢中になるのでしょう。理由の１つとして女性は生まれつき男性よりも感情的であることが考えられます。一般的に女性は詮索好きで気持ちを問いたがると言われています。本を書くAS者のほとんどが女性なのはそのためかもしれません。また、カウンセリングの専門家や心理学を専攻する学生を見れば、女性が圧倒的に多いことがわかります。女性は自分探しに熱心です。これはAS者でも変わりません。むしろこのニーズはASによって一層高められていると私は考えています。

　ほとんどのAS者は自分がどこか他の人たちとは違うと気がついており、ASだとわかった時点で多くの疑問に答えを見出します。ASについてもっと知りたいと思い、勉強を重ねて講演ができるようになる人もいます。誰かに尋ねたかったことすべてがASで説明がつくと感じた人もいました。しかしAS女性の多くは、それでもなお「自分探し」を完結させようとし

ます。自分を隅から隅まで完全に知りたいと思い、それに全人生をかける女性もいますが、残念ながら「自分探し」は完結しないかもしれません。「自分を完全に知りたい」という願いを満たす答えは実は彼女自身の中にあるからです。「本当の自分」は他のどこかで発見されるのを待っているわけではありません。彼女たちは「自分は人と群れる性格ではない」と思っているでしょう。人の中に入っても、おそらくどこかぎこちなく、心から受け入れられてはいないと感じるはずです。その違和感が彼女たちを自分探しの旅へと駆り立てるのです。一生自分を探し続ける女性はたくさんいます。

　常に自分を探していると、大きな疲れと不満が蓄積し、怒りやフラストレーションが爆発するときがあります。言葉の暴力、身体的な暴力として表れる場合もあります。標的はたいてい最も親しい人になります。これはASの男女共に起こり得ます。気分の変動が激しく、やはりさまざまな振る舞いを試しているAS男性に私は何度か出会ったことがあります。しかし調査結果ではこの傾向はAS女性により顕著です。

　AS男性と比べてみると、AS女性は言葉の暴力と身体的な怒りを一層頻繁に表出するようです。これはストレス度が男性よりも高いためです。他者から受け入れられるためには、決められたやり方に従わなければならないというプレッシャーがこのストレスを生みます。決められたやり方に従うには強い自制力と集中力が必要です。さらにそのやり方を長い期間維持して初めて周囲から認められるようになるのです。くつろげる環境に身を置き、そのプレッシャーから解放されたとたん、それまでの制御が外れ、怒りは最愛の人に向かって飛び出します。

　私が出会ったAS女性のほとんどがAS男性をパートナーにしていました。これはAS男性との大きな違いです。彼らの場合、大半のパートナーは定型発達女性でした。

　調査では、AS女性は定型発達女性とまったく同じように「パートナーに理解されていない」と不満を語っていました。この結果は、AS女性の感情面でのニーズがAS男性よりも高いことを示しています。彼女たちも定

型発達女性のように理解されたい、認められたいと願っています。ASだから気持ちの充足や承認を求めないということはありません。感情面のサポートがないと彼女たちはコントロール力を失ったように感じるでしょう。相手から反応がなければ苛立ちもつのるはずです。

　AS女性はパートナーに向けて自分のコントロール力を試してみることがあります。別に権力を握ろうとしているわけではありません。自分の人生にかかわる一切は自分でコントロールしたいと思っているのに、パートナーが期待に応じないからです。AS男性も2人の生活をコントロールしようとしますが、彼らはパートナーとの衝突を非常に恐れ、何としてでも対立を避けようとします。そのため両方のパートナーがASの場合は女性が優位になるでしょう。彼女はすぐに怒りを露わにし、男性は逃げるか言いなりになるかのどちらかです。彼は平和を保つためなら何でもするでしょう。とは言え、すべてのAS女性が支配権を握っているわけではありません。

　その一例として男女ともにASのカップルから聞いたエピソードがあります。男性はパートナーを地元の劇場で開かれる音楽会に連れて行きたがっていましたが、彼女は行きたくありませんでした。男性はあきらめず、彼女を何とか説得しようとしつこくプレッシャーをかけていました。すると彼女は反撃に出て、彼に向かって大声で虐待的な言葉を浴びせ始めました。彼はすぐさま危機的状況を退き、逃げていきました。そしてその足で劇場に向かい、1人で音楽を聴きました。彼女が来なかったので腹を立てていましたが、帰宅したときにそれを口にはしませんでした。また怒鳴られるのではないかと怖かったからです。この男性は彼女の怒りを心底恐れていました。彼女は怒りで支配権を手に入れていました。一方、彼は怒鳴り声で奪い取られた支配権の一部を静かに取り返すことで、自分の怒りを表していました。例えば、彼女が自分にとって重要な話（例えば子どもについて）を始めたとき、わざとそっけなく振る舞うのです。一言も意見を出さないか、「どうしたらいいのかわからない」としか言いません。彼のお気に入りのフレーズは「何をしようがきみ次第だ」でした。その結果、彼女は「話を聞いてもらえない」、「彼にとって自分は無意味なのだろうか」と

思い、深い孤独に襲われます。このようにして彼は支配権を取り戻すのです。

　AS女性はとても幸福そうな印象を与えることがあります。天真爛漫(らんまん)で子どものような雰囲気の人もいます。彼女たちは自分の意見をしっかり述べ、やる気満々に見えます。AS男性にときおり見られる暗く深刻そうな態度とは正反対です。

　AS女性のほとんどが、自分の見た目や容姿を気にしていると語っていました。定型発達女性も同様の悩みを訴えますが、理由は異なります。定型発達女性はパートナーを喜ばせるためにおしゃれをするときがあります。一方AS女性は自分で楽しむために着心地重視のおしゃれをします。気分が良くなるような、あるいはそう見えるような装いを好みます。また、自分が望む役割に合う服装をする人もいます。彼女たちは「この服装を彼はどう思うだろう」などと思い悩んだりしません。AS女性が気にするのは、パートナーや家族のために払っている努力をきちんと認めてもらえるかどうかです。期待される役割を全うすることが自分にとっていかに難しいかを知ってほしい、献身に感謝してほしいと彼女たちは願っています。しかし彼女たちのパートナーもほとんどがASなので、彼女のニーズに気づきません。そのためAS女性は彼との関係において大きなストレスを抱え込みます。

　AS男性とAS女性の違いは、性差による役割の違いから来ていると言えるでしょう。よく知られていることですが、幼児期の女の子は他者を喜ばせるのが好きで、実際にそのような行動を積極的にとります。褒められたり良い反応を示されるのが嬉しいのです。男の子も褒められると喜びますが、他者を喜ばせたいという欲求は女の子よりも強くはありません。人を喜ばせるという役割自体も女の子ほど期待されていません。しかし女性にはこの期待が大人になってもまとわりつきます。良妻賢母になることでパートナーや家族を喜ばせようとする女性もいます。その結果、料理、掃除、アイロンがけ、洗濯など実際的な仕事は全部自分の肩にかかっているかもしれません。さらに彼女は家族の精神的なニーズにも応えなければな

らないでしょう。例えば、「今日のサリーはなぜ静かなのか」、「トニーは落ち込んでいるのだろうか」と考えてそれぞれの理由や状況を判断することを求められます。女性には、他者を気にかけ、大切に育み、喜ばせなければならないという社会的なプレッシャーが男性よりもはるかに重くのしかかります。男性はよそよそしかったり、無口でいても許されるときがあります。知り合い全員の誕生日を覚えていなくても、誰に慰めが必要なのかを察知できなくても、かまわないと思われます。ところが女性は違います。他者に配慮する役割はたいてい女性に求められます。ASでなくてもこの期待は重いのですが、AS女性には激しい戸惑いをもたらします。どうしたら他者の気持ちのニーズに応えられるのか、AS女性には自動的にわかりません。家族は「黙っていても気持ちをわかってほしい」と望みますが、いったいどうすればそんな洞察力や勘が得られるのかもわかりません。

　社会と家族がAS女性に課すプレッシャーはとてつもなく重くなるときがあり、うつや不安を招く恐れもあります。AS男性と比べてAS女性に言葉の暴力と怒りがよく生じるのもおそらくそのせいでしょう。

　ASそのものが人を暴力的、虐待的、あるいは攻撃的にするのではありません。もしそうであれば、世の中の全AS者が暴力的ということになりますが、実際はAS者の大半は違います。ASは個人の良い特徴と悪い特徴を誇張させるのです。つまり成績優秀者になれる力のある人はASによってその可能性が高まるということです。逆に耐性が弱い人は、より限界に達しやすくなり、それに対する反応もより激しくなるでしょう。この「誇張因子」はASの長所でもあり、短所でもあるようです。

キーポイント

- □ AS女性の多くはさまざまな方法で「本当の自分」を見つけようとする。
- □ 「自分探し」が続くと、フラストレーションが生じ、怒りの暴発を招くことがある。
- □ AS女性は「パートナーに理解されていない」と不満を訴えている。
- □ AS女性は強い自制心をはたらかせようとする。
- □ AS女性は活気にあふれ、表現が豊かに見えることが多い。
- □ AS男性とAS女性の違いには、性差と育ち方の違いで生じるものがある。
- □ 社会と家族がAS女性に与えるプレッシャーは非常に重くなることがある。

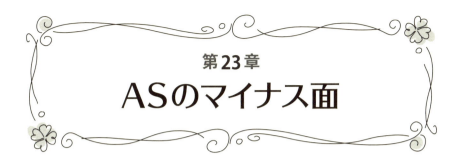

第23章
ASのマイナス面

調査で私はASの人たちに次の質問を出しました。

「ASがパートナーとの関係にマイナスの影響を及ぼしたことがあると思いますか。もしあるなら、具体的に教えてください」

この問いには他の質問にはない「AS」という言葉が入っています。これに寄せられた回答には、これまでの報告にはなかった表現が使われていました。他の質問に対する答えは、ほとんどが防御的で自分やパートナーに厳しいものでした。とりわけ2人の問題をパートナーのせいにしている答えが目立ちました。

しかしこの質問への回答には、ASであるがゆえに何ができて何ができないと感じているのか、当事者の洞察と認識がよく表れていました。見解は非常に客観的でパートナー、自分自身、2人の関係のいずれをも責めてはいませんでした。焦点はASだけに絞られていました。私が見つけた違いの1つは、使われている単語です。他の質問への回答では「でも」という語が頻繁に入っていました。例えば「彼女は僕が攻撃的だと言います。でも……」、「彼女は僕を必要としていると言います。でも……」。

今回の回答では「でも」がかなり減っています。答え方はきっぱりとして、あいまいさが少なくなっています。そして回答の多くが、強い悲しみをたたえていました。どんなことをしてもそこには必ず自分にはできない何かがある、到達できないところがあるという絶望感もそうです。

201

ある男性は「本当は愛情を豊かに表したいのにASのせいでそれができません。妻にどう応えたらいいのか、妻の望みをどう察したらよいのかもわかりません」と言っていました。それまでの彼は奥さんに怒ってばかりでした。彼女が自分を批判し、いつも劣っていると思わせようとすると主張していました。しかしASだから自分は不利だと思いますかという問いに、彼ははっきりと「2人の関係の問題は100％自分のせいです」と答えました。「でも……」は一切付け加えられませんでした。彼は自分の気持ちを絵に喩えてこう言いました。「色が見えない人が一度も見たことのない色を説明しようとするようなものです」

　もし私たちがモノクロの世界に住んでいるなら、色を解説するのは非常に難しいでしょう。回答から浮かび上がってきたのは、これと同じことでした。ASの人たちは他者の気分や感情を読み取るように求められますが、共感する力や気持ちを解釈する力がないので、どう読み取ったらよいのかわかりません。

　数年前、私はAS成人にセラピーを行っている臨床心理士と話したことがあります。彼は気持ちのとらえ方や共感の仕方は教えられると断言し、セラピーでもそこに力を入れていました。彼はASの影響が非常に強く出ている青年にどうかかわってきたかを語り、その青年が感情の表出と理解を学びつつあると確信していました。私は疑問を感じて「もしかするとその人は何を求められているのかを学習しただけで、実際は、あなたの希望を叶えようと演技をしているのではないでしょうか」と尋ねました。心理士の答えはノーでした。「彼の共感力は本当に伸びているのです」。彼は青年が「治ってきている」と信じたがっていました。それ以上の質問は無意味だと思い、私は口をつむぎました。

　もし「ASが治った」とか「ASから回復した」という人がいるなら、彼らは最初はASではなかったということになります。ASは生涯続く症状です。AS者は他者との生活や職場における適応方法や対処法を学べます。しかし必要な力がもともとないためにできないことは、どうしても学べません。どんなにセラピーを受けても、他の人の気持ちを見抜いたり、親しい人た

ちに自然に共感するようにはなりません。自分を色の見えない人に喩えた男性は本当に的を射た説明をしていました。そこには自分自身に対する、またASがもたらす障害に関する深い認識が表れていました。

　ASがいかにソーシャルスキルに影響を及ぼしているかを語った男性もいます。彼は「ASが自信を奪った」とも言っていました。交際には必ずソーシャルスキルが求められます。人とかかわる限り私たちはソーシャルスキルを使い続けなければなりません。人はソーシャルスキルの良し悪しで他者を判断します。ソーシャルスキルの熟達度は個人的な人間関係のみならず、就職の面接などさまざまなことに大きな影響を及ぼします。

　人間には常に他者を評価し、そこからその人に対する意見を作り上げるという行動側面があります。たいてい第一印象が最も重要になります。私たちは相手がどれほどソーシャルスキルに精通しているか、どれほど自信があるかを見てその人を素早く分類分けします。自分ではまったく意識していなくても、私たちは相手のアイコンタクトの取り方を観察します。その人がどんなときに微笑むのか、どんな話し方をするのか、声のトーンは好ましく興味を引くようなものか、それとも抑揚がなく退屈そうに感じられるかをチェックします。講演会や会議では単調な声で長すぎる間をとりながら話す人がよくいます。そのような人の話にずっと耳を傾けるのは簡単ではありません。しかし一字一句同じ話でも、話し方が魅力的で声のトーンが表情豊かであれば、聞き手の集中力は長くなります。

　AS者にとって声のトーンや顔の表情を変えるのはとても難しいことです。世の中には容姿を気にして、自分を魅力的に見せるために、たくさんの時間、努力、お金を費やす人たちが大勢います。彼らあるいは彼女たちはダイエットをし、運動をし、衣類の購入に財産と時間を注ぎ込みます。そうすることで自尊心や自己価値を高め、他の人たちからの尊敬や好意を得ようとします。ところがAS者はそのような目的でダイエットをしたり、ジムに通ったりはしません。

　しないというより、ソーシャルスキルが弱いため、できないのです。懸命の努力によってソーシャルスキルは徐々に改善できますが、定型発達者

のようには上達しません。

　私はディスレクシア（読み書き障害）と告げられた友だちの話を思い出します。彼女は診断されたとき、恐怖でいっぱいになったそうです。診断をくだした心理士に、彼女は開口一番に「ディスレクシアがなくならない限り、読み書きは決して上手にならないということですか」と聞きました。答えは「はい」でした。彼女は「どんなに努力をしてもディスレクシアではないレベルには至りません」と言われました。なぜ自分は小さい頃から頭が悪いと思っていたのか、なぜ複雑な単語が言えないのか、それらの問いにディスレクシアの診断は答えを出してくれました。しかし同時に診断は、「良くなるかもしれない」という希望を取り去ってしまいました。

　AS者から得た回答にはまさにこれと同じメッセージがありました。ASの認識、受容、そして決して良くはならないという悲しみです。

　ある男性は「もしASでなかったら、もっと良い人間になれたと思います。できないことについて心配ばかりせずに済んだでしょう」、「妻のためにいろいろとうまくできないのが悲しくて仕方がありません」と語っていました。この男性は奥さんと共に「もしかしたら症状は良くなるかもしれない」と希望を抱いていましたが、同時に「良くならないところもあるはずだ」と認めていました。奥さんも、もし彼がASでなかったら2人の関係はどうなっていたかと話していました。彼らは「問題は解決できる。もっと『普通の』関係を築けるはずだ」と前向きでした。基本的に彼らの願いは、定型発達者が当然のように考えていることばかりでした。

　回答の中には「ASなので1人の時間や、家族から離れるときが必要だ」という記述がいくつかありました。ある男性は「家族から離れるといっても、ただ1人で本を読むとか、出張に行くだけでいいんです」と言っていました。ASの有無にかかわらずカップルの間では自律度と親密度のバランスが問題になりがちですが、特にAS者のカップルではそれが大きな難題になります。このバランスは簡単にとれるものではありません。たくさんの要因がからんでいますが、最も大切なのは互いにどの程度安心感を感じるかです。

パートナーとの関係を話すとき、相手によって自分がどんなに満たされ、完全になったかを語る人たちがいます。自分の「半分」を見つけたので、今は自分全体を感じると言うのです。これはカップルに有益な考え方とは言えません。カウンセリングではこの考えによる問題がよく出てきます。もし「半分」が見つかったと言う人は、その「半分」の相手を本当に満たすことができるのでしょうか。2人の意見が合わないときやパートナーがいないときはどうなるのでしょう。彼らは「自分は不完全だ。満たされていない」と感じるようになります。2人の関係が始まって間もない「情熱期」にはよくそのような気持ちになります。この時期は半年ほど続きます。その後、関係は深まり、「思いやりの段階」に入ります。相手と離れていてもそれほど苦ではなくなります。しかし離れたときに心の痛みが相変わらず続く場合は、ストレスが生じて2人の関係に良くない影響が及びます。

　機能的で健全な関係とは、「半分」の自分ではなく、「全部」の自分を備えた2人が一緒になり、2つの「全人」を築くことです。しっかりとした土台に適切な距離を置きながら立つ2本の柱のようであるべきなのです。そうすれば関係を対等に支え合えます。どちらかが不安定だと、相手と距離を置くのは特に困難になります。AS者と定型発達者が暮らすとき、不安を感じやすいのは定型発達者です。

　ASの場合、自分の気持ちを言葉や身体言語で表現するのが難しくなります。そのため定型発達のパートナーは自分が相手にどれほど大切な存在なのか、また自分はどう思われているのか、よくわからず不安になることがあります。AS男性は「愛している」とはめったに言いません。他にも自分の気持ちを明かすような愛情表現の言葉はほとんど口にしません。視線を合わせず、状況にそぐわない表情を見せる男性は、回避的な印象を与えます。例えば、仕事の日程をパートナーに伝えないAS男性は、「何か隠しごとがあるのではないか」と思われるかもしれません。パートナーは不安になり、彼が何をしているのか、何を考えているのかわからなくなるでしょう。AS男性が一向に予定を伝えず、問題が解決されないままだと、彼女は男性の自由を制限したくなるかもしれません。AS男性は本質的にスペー

スと自律性を必要とします。パートナーがそれを阻めば阻むほど、彼は一層引きこもるでしょう。そして引きこもれば引きこもるほど、彼女は自由を与えなくなります。やがて2人は破壊的な悪循環にはまってしまいます。

　定型発達女性はなぜAS男性がそれほど自分の時間を欲しがるのか、なかなか理解できません。1人でいたいのはASの症状によるものです。不誠実だからではありません。何かを隠していたり、パートナーと一緒にいたくないからでもありません。それがわかって初めてASへの理解は深まります。AS者は1人ひとり違います。ニーズも異なります。AS男性の中にはスペースへのニーズがとりわけ強い人たちがいるのです。

　定型発達女性の多くが「せめて一緒に充実した時間（クオリティタイム）を過ごせれば、彼が距離を置いても我慢できるのに」と述べています。自分からクオリティタイムを提案できない悩みはAS男性からも多く寄せられています。「これもASのマイナス面の1つ」だと彼らは話していました。

　ある男性は「妻とのコミュニケーションに問題があるのはASのせいだと確信している」と書いていました。さらに「ASのせいで他のカップルのように他愛のない雑談ができない」、「互いに相手の言ったことを理解したかどうか復唱しなければならない」と述べていました。そのため2人のコミュニケーションはどちらにとってもうんざりするようなものになっていました。彼は「夕食のとき、軽い話ができればどんなにいいだろう」と言っていました。この男性は自分たちの問題の直接的な原因はASであるとよく認識しており、奥さんや自分自身を責めていませんでした。

　彼の報告にはASによる困難が特に強調されていました。また症状を意識し、受け容れるかどうかで2人の関係が大きく変わることも示唆されていました。

　コミュニケーションの難しさはASカップルの一番の問題として挙がっています。調査ではAS者のほぼ全員が「もっと上手にコミュニケーションがとれて、相手から理解されるようになりたい」という切実な願いを語っていました。

　ASのせいで子どもを失ったと思っている男性もいました。彼は「自分

は一度も理解されたことがない」と嘆いていました。コミュニケーションが難しく、妻に自分の気持ちを告げられず、彼女の精神的なニーズも満たせなかったため結婚生活は破綻しました。彼は何とか関係を繕おうと精一杯努力をしていましたが、当時は彼のASに本人もパートナーも気づきませんでした。最終的に彼女は子どもたちを連れて家を出て行きました。十代の子どもたちは父親に腹を立てており、「お父さんは家族をまとめるためにもっといろいろなことができたはずだ」と思っていました。彼はその怒りを感じて、子どもたちに会わないようにしていました。「きっと会いたいとは思わないだろう」と決めてかかっていたのです。そのうちに奥さんが彼のASに気づき、彼は診断を受けましたが、時すでに遅しでした。2人の関係に生じていたダメージはあまりにも大きいものでした。2人は離婚しましたが、診断後は互いに前よりも理解し合えるようになりました。しかし子どもたちは一度も父親に会おうとはせず、自分たちの生活から彼を締め出していました。この男性の悲しみは非常に深いものでした。彼はそれをASのせいにしていました。

　最後に報告されたASのマイナス面は、「診断後、誰も積極的なケアをしてくれない」という点でした。ある男性は人生のかなり後半でASの診断を受け、それが自分にとってどんな意味をもつのかと理解に苦しんでいました。診断で彼がもらったのは1枚の紙だけでした。彼はそこに載っていた文章を読みました。要約すれば「特定の領域に問題がある」としか書いてありませんでした。自分が何をしても妻は嬉しそうではなかったのは、もしかするとこのせいか、と彼は思いましたが、ではどうしたら良いのかは何も書かれていませんでした。彼は混乱して、途方にくれてしまいました。診断で彼が得た情報はそれだけでした。問題に対するアドバイスや支援の言葉は何もありませんでした。その日彼が得たのは、A4サイズの紙1枚と診断名だけだったのです。

　私は彼の奥さんにも話を聞きました。彼女も高齢でした。奥さんはもっとASの情報を得ようとしましたが、相談した専門家には失望するばかりでした。診断名を受け容れて対処できるように自分たちにはもっとアドバ

イスや支援が必要だと彼女は感じていました。そして「もし診断名が躁うつ病や統合失調症だったら、同じところでフォローアップの診察やカウンセリングを受けられたのに……。ASのせいで特に不利なことはないという理由で、夫も私も家族もカウンセリングを受けなくても対応できるだろうと思われたのです」と言っていました。

キーポイント

☐ 「ASがパートナーとの関係にマイナスの影響を及ぼしたことがあると思いますか」という問いへの回答は核心をついており、ASに対する洞察の深さを示唆していた。

☐ AS者は、ASがもたらす困難への気づきをはっきりと表現していた。

☐ 回答の多くに、AS者にはできないことや上達しないことがあると知った悲しみが表れていた。

☐ 自律度と親密度のバランスは、ときにASカップルにとって大きな問題となる。

☐ AS者への支援不足に対する戸惑いが語られていた。

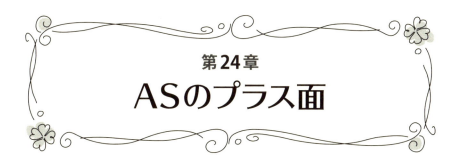

第24章
ASのプラス面

　ASに関する直接的な質問として私はもう1つ、「ASの利点を感じたことはありますか」と尋ねました。
　これに対して60％のAS者が否定的な答えを出していました。残りの40％の人たちは少なくても1つは良い点があると述べています。両者の決定的な違いは見つかりませんでした。上記の質問に「はい」と答えた人たちにとって、その利点とは何なのでしょう。
　ある男性はASのおかげで集中しやすくなっていると言っていました。これまで難しい仕事をいくつもこなせたのも、決断力や一点に集中できる力（シングルフォーカス）があるのも直接ASに関連していると彼は考えていました。職場では集中力が彼の業績を高めていました。引き受けた仕事をやり遂げる持久力と能力は称賛に値するほどでした。幸運にも楽しく興味のある分野で仕事が見つかった場合、AS者が彼のように力を発揮するのは珍しくはありません。この男性は仕事を終えるのに非常に長い時間を要しましたが、仕上がりは完璧でした。
　たいていAS者は引き受けた仕事をほぼ完璧にこなします。彼らは最も正確な、最も効率の良い方法で仕事を行うことにプライドをもっています。しかし同僚の中にはそれを好ましく思わない人がいるでしょう。AS男性のやり方は「昇進を意識している」、あるいはしばしば「他の者をおとしめようとしている」と見なされます。ところがAS者は自分のやり方を曲げられません。時間を節約するために手を抜くとか、同僚と足並みをそろ

えるように求められると大きなプレッシャーを感じます。「自分は劣っている」と感じるようなやり方では仕事ができないでしょう。やり方を変えるとすれば、一層満足できる結果が出るような方法にしかならないはずです。

　この集中力とシングルフォーカスは職場では有効ですが、パートナーとの関係ではそうではない場合が多いでしょう。ただし家の仕事をすれば、家族は第一級の仕上がりを目にするはずです。AS者のシングルフォーカスはコミュニケーションと社会的相互作用を大きく損なう場合がありますが、家庭ではさまざまな面でプラスになります。ある男性は「シングルフォーカスのおかげで複雑な問題に何時間も集中して取り組めるし、パートナーや子どもにかかわるときや、何かを説明するときにも忍耐強くいられる」と話していました。

　集中力はASの大きな利点だと感じる男性はたくさんいました。「何かの過程で不愉快な、あるいは厄介な問題が起きると他の人たちは手を引いて目標を達成しようとしないと気がついたとき、自分の集中力は利点であるとわかった」と語った人もいます。彼はどんなに過程が難しく面倒でも最後までやり通せると感じていました。この力はASの特徴の中でも特に強く認識されているようです。私がインタビューをしたAS男性もほとんどがそう感じていました。

　「きちんとした仕事をしてほしいと思うなら、ASの人に頼みなさい。完璧にしてくれるから」とよく言われています。あるAS男性は奥さんのためにクローゼットを作ることにしました。出来上がったクローゼットは申し分のない素晴らしいものでした。しかし完成するまでに２年もかかっていました。

　特定の分野の勉強や研究にもASはプラスにはたらきます。たいていその科目は科学です。主題に集中し、困難にぶつかっても焦点を外さない力は学術研究や大学での仕事に有利です。大学はAS者にとって安全な場所と言えるでしょう。大学とは学びと研究の場であり、気持ちを明かす必要もなければ、社交的にならなくても済むところです。実家から通う場合は

特にそうでしょう。大学では社交を断りたいときに、「勉強が忙しいから」と言えます。「学者先生」とか「専門バカ」などと呼ばれ、からかわれるかもしれませんが、他の環境や職場に比べるとずっと受け入れられるはずです。

　客観性もASの利点です。ある男性は、何か問題が起きてパートナーが感情的になり、対処できなくなっても、自分は落ち着いて検討できると言っていました。彼は感情的にならず、取り乱すこともありません。客観的な視点と自制心を保つ力はとても役に立ちます。危機的な状況でこの力はよく発揮されます。

　ある女性の話です。彼女は休日に家族と人里離れた山道をドライブしていました。途中、スリップをして横転した車に出くわしました。車は崖にすれすれのところにあり、ガソリンの強い匂いが漂っていました。おまけにエンジンはかかったままでした。

　夫は自分の車を止めて、彼女と子どもたちに座席から離れないようにと言いました。そして横転している車に駆け寄り、窓ガラスを割ってドアを開けると中から女性のドライバーと子ども2人を引っ張り出しました。彼は子どもたちを安全な場所に運び、女性の介助をしました。3人は恐怖に震えていましたが、大きな怪我はありませんでした。間もなく、もう1台の車が通りかかり、運転手が3人を近くの病院に連れて行くと申し出てくれました。夫は車に戻り一言も発しませんでした。一歩間違えば大きな悲劇になりうる状況で、あれほど勇敢にまた冷静に対処した夫に彼女は驚きました。彼はその後、何事もなかったかのようにまた運転を続けました。彼女が一番感心したのは、帰宅後も彼は自分の武勇伝を一切話さなかったことです。なぜその話をしないのかと彼女が尋ねると、彼は「誰でもすることをしただけだから」と答えました。彼と同じ行動をとる男性は多いでしょうが、人助けに対して多少なりとも称賛を求める気持ちはあると思います。

　ASには自慢をせず、うぬぼれず、控えめで謙虚な一面があります。AS者は自分の良い行いや勇敢な行為を他の人に伝えたいという欲求を見せま

せん。世の中には隠れたASの英雄たちが大勢いるはずです。

　定型発達者とAS者の両方が挙げた利点は、「ASはカップルの問題のほとんどに答えを与える」ということでした。問題の理由がわかるかどうかで、2人の関係の存続が決まるケースもあります。自分でASだと確信しただけで十分だと思っている男性がいる一方、さらに正式な診断を求める人もいます。

　どちらにせよ、私の調査では、ASへの気づきは大半のカップルにとってプラスになっていました。気づきによってAS者自身はそれまで経験してきた問題をある程度理解できるようになります。しかし同時に自己概念が自動的に良くなるとは限りません。

キーポイント

☐ AS者の多くはASの利点は何もないと感じている。

☐ 集中力とシングルフォーカスの力はASの最大の利点だと言われている。

☐ 特定の分野での勉強や研究で見られる粘り強さや真っ直ぐな焦点もASの利点である。

☐ 客観性も利点の1つである。

☐ AS者の中には世間に知られていない数多くの寡黙なヒーローがいるはずである。

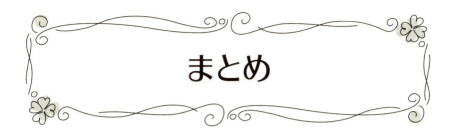

まとめ

　調査では「ASだと他の人間とは区別されるのですか」と尋ねた男性がいました。また、最近ASの診断を受けた別の男性は「もう『普通の』人間の資格がなくなったということですか」と聞いていました。これらの問いには深い意味が込められており、示唆に富んでいます。どれだけ多くのAS者が取り残されたような気持ちになっているかがよく表れています。

　ASは精神疾患ではありません。先天性の発達障害です。もしこの世の中がAS者ばかりなら、ASが原因で疎外感を覚えたりしないでしょう。できないことや障害があると気づかないでしょう。ソーシャルスキルや洞察思考も必要なくなります。誰もそんなスキルをもっていないので、求められもしません。

　言い換えるとAS者だけの世界ではASの問題は何もなくなるのです。就職に必要な知的能力があれば、面接でソーシャルスキルの評価は不要になります。AS者は身の回りのことは自分でできるし、ニーズも満たせます。生活に問題が生じるとすれば、実際的かつ論理的なものだけでしょう。パートナーの気持ちをケアしたり、思いを読み取ったりする必要もありません。言葉の裏や皮肉を理解しようと苦労せずに済みます。誰もが思ったことをそのまま口にするからです。

　このような視点でASを考えると、AS者が抱える唯一の問題は、ASでない人たちとどう付き合い、彼らをどう理解するとよいのか、そしてどうすれば自分を受け入れてもらえるかという点につきることがはっきりとわかります。ASの問題が明らかになるのはAS者が他者と関係を築こうとするときだけです。他者と一切関係ももたなければ、AS者は自分に問題が

あるとまったく気づかないでしょう。つまり中心的問題は人間関係なのです。学校の友だち、職場の同僚、家族、親、子ども、パートナーとの関係です。

　ASの子どもは幼児期に人とのかかわりを通して、「自分は他の人たちとは違っている」と感じ始めます。やがて仲間に入れてほしいのにいつも拒否される、いじめられるという経験から、今度は「自分はどこかおかしいのかもしれない」という思いを抱きます。成人後、女性と親しい関係を築くまでASについて知らなかった人たちもいます。ASの話を持ちだすのはたいてい彼らのパートナーです。ASかもしれないと言われたとき、あるいはASの診断を受けたときには2つの選択肢があります。①自分はASであるという事実を受け入れ、その症状はどのようなものなのか、自分自身と周りの人たちにどんな影響を与えるのかを理解しようとする。②ASであることを完全に否定し、パートナーや家族、社会一般に非があると考える。

　①の場合、2人の関係には希望があります。特に双方がASを十分に認め、積極的に問題に対処していこうとするなら希望はより確かなものになります。

　ASを認めても問題は自動的に解決されません。しかし共に対応していくと、改善は可能です。将来起こりかねない問題もいくつかは回避できるでしょう。健全な関係を保つにはチームワークが必要です。とりわけASのカップルにはそれが非常に重要になります。また、AS者の場合、カップルだけではなく家族全体への支援も欠かせません。パートナーがASの診断を受けたときには家族1人ひとりがAS者と定型発達者の違いを学び、よく知っておかなければなりません。

　もしAS者が診断を否定し、「自分にはそんな症状も問題もない」と言い張ってパートナーや子どもを非難するなら、家族は皆苦しみます。定型発達のパートナーはAS者の元に留まるか、あるいは出ていくかを決めざるをえなくなるでしょう。経済的、精神的、性的虐待、言葉の暴力、身体的な暴力、いずれにしても苦痛が伴う関係には留まるべきではありません。

　ある女性が一篇の詩をくれました。彼女はAS男性との関係に非常に苦

しんでいました。彼は問題をすべて否認し、何もかも彼女のせいにしていました。

> 私は絶壁に座って揺れている
> 飛び降りるべきか
> 叫ぶべきか
> それともここを去るときがきたのだろうか

　この詩は彼女の絶望感がどれほど深いかを切々と語っています。もし飛び降りるなら、4人の素晴らしい子どもたちを後に残すことになります。他の選択肢に気づいた彼女は叫ぼうとします。しかし彼女の声を聞いて理解してくれる人は誰もいません。最終的に彼女は夫の元を去りました。

　夫婦にはそれぞれ選択肢があります。しかし子どもにはありません。子どものニーズを考慮するのは親の役目です。私たちには自分以外に周りの人たちに対する責任もあります。ASだからといってこの責任が消えるわけではありません。経験は人によって、またカップルによってさまざまです。本書ではASに対処しているカップルの事例のいくつかを紹介したにすぎません。

　ASは「障害」ではなく「違い」ではないかという議論が専門家の間で続いています。私は、ASは思考様式の違いであり、他者とのかかわりを要するときにそれが障害となると考えています。どのようなかかわりで「違い」が「障害」になるのかは個人によって異なります。社会的なかかわり全般かもしれませんし、パートナーとの関係や子どもとのかかわりに限定されるかもしれません。

　ASの人たちには提供すべきものがたくさん備わっており、彼らは実際に社会で大きな役割を担っています。今日私たちが享受している製品の多くは、彼らの高い集中力、達成力、優れた知性の産物です。

　本書を紹介するにあたって「AS男性はパートナーを愛せるのですか」という質問が出されました。答えは「はい」です。AS男性の愛情表現は定型発達者とは違うかもしれません。彼らの感情は外からはなかなかわからな

いでしょう。しかしほとんどのAS男性が確かにパートナーを愛していると述べています。カウンセリングで私は「パートナーを愛していますか」とよく尋ねます。AS男性はたいてい「はい、もちろんです」と答えます。その答えは驚くほど率直で何の飾り気もありません。実際的かつ論理的な方法で選び抜かれた事実そのものです。

彼らのパートナーへの愛情は正直で恒久的です。彼らはパートナーが感情の海で決しておぼれないように注意し、彼女の足が水に触れそうになると急いで救出します。彼女が安全地帯から出ずに済むように、足がしっかりと地についているように配慮します。彼は全力で彼女を見守るでしょう。ある男性はこう言いました。「妻は僕がずっと愛している唯一の女性です。他の人と一緒に暮らすなど想像できません」。この言葉には彼の精一杯の誠実さが込められています。AS者は想像が苦手ですが、他の誰かとの暮らしは彼にとって本当に想像できないことでした。

多くの男性はパートナーに対して非常に正直です。また、忠実で勤勉です。浮気をせず、生涯パートナーに添い遂げます。自分なりのやり方で愛情表現をします。実際的な行動を通して愛を伝えようとする男性が多いのですが、もしパートナーがASを理解しているなら、感謝をもって受け入れられるはずです。ただし彼らは精神的なサポートや共感はできないでしょう。そのため虚しさと孤独を抱えた生活に耐えられなくなる女性もいます。

ジョン・グレイの著書『ベスト・パートナーになるために――男は火星から、女は金星からやってきた』(三笠書房 知的生きかた文庫 2001)には、「AS者は土星からやってきた」という項目も入れるべきではないでしょうか。AS者は1人ひとり違いますが、彼らは確かに同じ惑星から来ていると言えるでしょう。文化の違う国から来た人たちに対するように、AS者にも敬意と支援が必要です。

あるAS男性の言葉を引用して本書を締めくくりたいと思います。今こそ社会はASをもっと真剣に受け止めなければいけません。また、私たちの無知のせいで、社会性の障害を抱えた何万人というAS者とその家族が

いかに苦しんでいるかを認識しなければなりません。彼の言葉にはそのメッセージがはっきりと表れています。

　脳の配線をし直せたら、どんなにいいだろう。きっと人間としての会費を全額払った一般会員のような気分になれるだろう。落ち込んだ宇宙人ではなくなるはずだ。

キーポイント

- ☐ ASが大きな問題となるのは、AS者が他者との関係を築こうとするときに多い。
- ☐ ASの気づきは双方のパートナーに選択肢を与える。
- ☐ ASの否認は2人の関係に破壊的な影響を与えかねない。
- ☐ パートナーとの関係においてAS男性の大半は正直で、浮気をせず、勤勉である。
- ☐ AS者はパートナーを愛することができる。

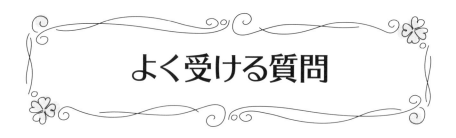

よく受ける質問

　よく聞かれる質問を3つに分類しました。§1はAS者、§2はAS者のパートナー、§3は彼らの子どもたちとパートナーの親からの質問です。

§1 AS者からの質問

質問1　AS者は共感を表せないと読みましたが、本当ですか。僕自身は周りの人たちに共感できると思っているのですが。

　コリンズ英英辞典によると「共感とは想像力を用いて他者の感情に移入し、それを理解する能力」です。これが共感の正しい意味であるゆえに、「AS者は他者に共感できるか」という問いへの答えは「いいえ」になります。では、なぜ多くのAS者が自分は共感できると思うのでしょう。共感の欠如イコール感情の欠如ではありません。ASの人たちは、かつて誰かに抱いた気持ちを同じような場面で想起し、そこにいる他者に当てはめることはできます。ただし、その気持ちはあくまで過去の記憶に基づいたものであり、相手の感情を想像したり、自分の気持ちと相手の気持ちをつなげて考えることはできません。

　1つ例を挙げましょう。ASと診断されているある男性が奥さんと相談に来ました。カウンセリングの途中で共感の話が出ました。「夫は共感できない」と言う奥さんに男性は「僕は彼女に共感できる」と反論しました。そして最近奥さんの母親が心臓発作で病院に運ばれたときの話を始めました。「妻はストレスで参っていました。僕には彼女の気持ちがよく理解でき

ました」。「奥さんはどういう気持ちだったと思いますか」と尋ねると彼は「すごく苛立っていたはずです」と答えました。彼は次に実の父親が急病でやはり病院に搬送されたときのことを語り出しました。彼は親が思いがけず病気になるとどんなに不便が生じてイライラするかを思い出したのです。

奥さんは「もし私の気持ちが理解できていたなら、あんなに無神経な態度をとれるわけがないじゃない」と言いました。彼は「何とか日常生活が続けられるように手伝おうとしていたじゃないか」と再び反論しました。母親の入院後、奥さんは彼に「疲れ切って家事をする気になれない」と言いました。すると彼は「それならお母さんのところに行く回数を減らして家の仕事をしたり、夕食の支度に専念すればいいじゃないか」と提案したのです。

父親が突然病に倒れたとき、彼は非常に論理的に対応していました。父親の事業をいかに存続させるかという実際的な問題にのみ焦点を当てていました。彼は奥さんもまったく同じ考えだと思っていたので、自分の発言がどんなに彼女を傷つけたかわかりませんでした。結果的に彼は奥さんに大きなストレスを与えてしまいました。

この男性は奥さんに共感していると思い込んでいました。母親への心配を話し合うよりも、家事がはかどるようにするほうが彼女にとってプラスになると確信していました。これは彼女の気持ちを推し量った結論ではなく、自分自身の経験に基づいた考えでした。私はカップルのカウンセリングでこの問題に時間をかけて取り組みます。そのとき、しばしば次のような喩(たと)えを用います。「同じ山の上にいても、2人はそれぞれ別の方向を見ているのです。見えるもの、経験すること、感じることはまったく違うのです」

質問2　どうして彼女は僕にしてほしいことを直接言わないのでしょう。

これはAS男性から頻繁に出る質問です。「直接言えば、それをしてあげられるのに」と彼らは言います。それに対して定型発達女性は「思いをいちいち口に出すのは不自然な感じがするし、もし私を愛しているなら、何

をしてほしいのか自動的にわかるはずでしょう」と答えます。AS者は自動的にパートナーの気持ちを読み取ったり、願いを推測したりできません。その力がないのです。パートナーには希望をはっきり言葉で伝える心構えが必要です。そうでなければ彼は何をしてほしいのかわからないでしょう。

　ASの場合、定型発達者のように自然に他者の心を読んだり、相手に感情的な反応を示すことはできません。自分ではパートナーの心を読んだつもりでも、毎回それが外れていると、そのうち相手からどんな言葉や行動を求められているのか推測しようとすらしなくなります。はっきり言ってくれればこの問題はすぐに解決するのに、彼女はどうしてそうしないのか、AS男性には理解できません。

　彼女が自分の気持ちや希望をきちんと伝えようとしなければ2人のコミュニケーションは機能不全に陥り、どちらも傷つき、憤りが生じるでしょう。彼に合わせたコミュニケーションに慣れるには時間がかかるでしょうが、2人の関係を改善しようと思うならこれは欠かせません。努力する価値は確かにあります。「話を聞いてもらえない」、「無視される」、「価値を認めてもらえない」という気持ちにならずに済むようになります。定型発達女性への黄金律は「汝(なんじ)の思いをそのまま言葉にせよ」です。

質問3　妻はベッドではとても優しいです。でもセックスをしようとすると反発します。なぜでしょう。

　AS者にとってパートナーが出す非言語合図の読み取りや、状況判断は非常に難しいものです。女性が愛着を示すときにはさまざまな理由が考えられます。不安があるのかもしれません。愛されていないのではないかと感じているかもしれません。あるいは単に親近感を求めている場合もあるでしょう。身体を寄せてきても必ずしもセックスをしたいわけではありません。「セックスを始めてもいい」という合図を決めておくのが大切です。性的な刺激を与えるような触り方をする、あるいは直接セックスがしたいと言うなど、相手の誘いに応じる方法を2人で話し合っておきましょう。そうすると誤解せずに済みます。何度もそれを繰り返すうちに、合図はセッ

クスのプロセスになり、2人の親密さは増すでしょう。「彼女の意図を読み違えるのではないか」というAS男性の恐れが解消されるためです。

セックスの過程で率直に話をするのは難しいかもしれません。パートナーとの会話ではセックスの話はあまり出ないでしょう。女性はその場に及んで希望などとても伝えられないと思うかもしれませんが、回を重ねて練習していけば楽にできるようになります。

質問4　妻の機嫌は月に1度は激変します。僕に怒りや敵意を露わにします。なぜでしょう。

この男性が述べているのは月経前緊張症（PMT）の症状です。男性の多くが理解や対処に悩む女性の一面です。特にAS男性はまるで毎月個人攻撃を受けるように感じ、パートナーの女性に「敵意がある」、「執念深い」、「怒っている」というレッテルを永久的に貼ってしまうことがあります。月経前の身体の変化やホルモンの乱れが感情に作用しているとはAS男性にはなかなか考えられません。不安定な情緒は予測し難く、また彼らは批判に特別敏感なため、「彼女はPMTを言い訳にして僕を攻撃している」と受け取るかもしれません。パートナーの機嫌と態度ばかりに焦点が向き、彼女が怒っているのはPMTのせいなのか、それとも自分のせいなのか、きちんと見分けられなくなります。

あとどのくらいでPMTが始まるのかを予測できるように記録をつけているカップルもいます。AS男性が女性の身体についてもっと学ぶなら、PMTへの理解も深まるはずです。しかし残念な例もあります。あるAS男性は同僚から「妻は子宮摘出手術をしたからPMTがない」と聞きました。その晩、彼は奥さんに「きみも子宮摘出すれば、怒らなくなるんじゃない？」と言いました。もちろん奥さんは激怒し、あまりにも自己中心的だと彼を責めました。

PMTに関しては第三者に説明してもらうとよいでしょう。受け入れやすくなります。女性も「気分の波はPMTのせいであり、あなたが間違った行動をとったからではない」と説明できるようにしておきましょう。

PMTの期間はデリケートな話題について触れないと2人で決めたり、女性は自分の気持ちを親しい友だちに話すとよいでしょう。運動にもPMTの症状を和らげる効果があります。

質問5　彼女は常に僕を批判します。彼女のために何の良いこともできないのではないかと思います。どうして彼女はいつも僕をやりこめようとするのでしょう。

　多くのAS男性が同じ不満を述べています。一般的にAS者はどんな形態であれ批判に過敏です。そのためAS者への反論やアドバイスはとても難しく、単に仲良くしようとしただけでも批判と受け取られる場合があります。パートナーの女性はこれに疲れ切ってしまいます。手伝おうとしただけでも「また攻撃する」と言われ、困り果てているかもしれません。

　この問題ではコミュニケーションが鍵になります。ほとんどの場合、受け取る側の解釈が間違っており、反応も本来の意図に対する反応とは違うものになりがちです。コミュニケーションの方法を改善しようという姿勢がASカップルには非常に大切です。まず話し方、聴き方を変えなければいけません。時間と練習を要しますが、努力の報いは非常に大きいでしょう。

　「あなた」の代わりに「私」という言葉を使ってみると大きな違いが表れてきます。「あなた」は非難的に聞こえることがあります。「出かけたときのあなたの行動はどうにかしなくちゃならない」と言われれば、確かに非難や攻撃されたような気持ちになるでしょう。しかし内容は同じでも言い方を変えたらどうでしょう。「一生懸命努力しているのは私にはよくわかるの。でも握手しないと他の人たちから誤解されるんじゃないかと私は心配なの」。この言い方だとずっと優しく聞こえます。

　AS者にとって文脈から物事を判断するのは簡単ではありません。言われたことの一部しか聞かない人もいます。そのためAS者に何かを伝えるときには使う言葉と共に、1つの文章にどれだけの情報を入れるかにも配慮するべきです。双方が2人の関係を続けていこうと真摯に考え、それに向けた決意とエネルギーがあるなら、コミュニケーションの形態を変える

のは可能です。コミュニケーションの改善方法については著書『The Other Half of Asperger Syndrome』に詳しく記載しています。

質問6　幼い子どもたちは僕と一緒にいたくないようです。どうしてでしょう。

　AS者は想像遊びや、誰かが笑われるようなゲームが苦手です。子どものレベルで遊ぶには、その子の心と発達段階を理解しなければなりません。AS者にとってこれは難題です。そのため彼らは子どもと遊ぶというより、ただ話をしようとしたり、大人のように接する傾向があります。子どもはそれを感じとり、「パパと遊んでもつまらない」とか「ママと遊びたい。パパはいやだ」と言うかもしれません。AS者は精一杯がんばっても子どもたちの遊びには参加できないと気づくのですが、子どもから直接拒否されると傷つきます。それがきっかけで引きこもり、子どもの遊びには一切入ろうとしなくなる人もいます。一緒に本を読む、自転車に乗る、家の仕事をするなど、何か父子で楽しめるものを探すのが鍵になります。子どもは「お父さんやお母さんは僕の生活にかかわりたいと思っている」と感じていたいのです。もし子どもとASの親に共通する興味があるなら、ぜひそれを伸ばしていきましょう。ある十代の男の子はこう言っていました。「学校で家族対抗のクイズ大会があるとき、父はいつも勝ち抜くんです。僕は父をすごく誇りに思っています」

質問7　妻はいつも自分が話していないことまで持ちだして「あなたは私の話を聞かない」と僕を責めます。なぜでしょう。

　AS者は非常に選択的な記憶の仕方をします。相手の話を覚えていないのは、何かに気をとられていたからかもしれません。話題が感情的なものだったからかもしれません。いずれにしても内容を把握できなかったため、メッセージが全部記憶に留まらなかったのでしょう。
　気が散ると記憶しづらくなるのは、1度に複数のことに対応できないからです。発言にたくさんの情報が織り込まれていると、AS者はそのほと

んどを聞き逃してしまうでしょう。家庭では常にいろいろなことが起こっています。可能であれば、大切な話は静かな時間にしましょう。

　会話の内容によってもメッセージが全部届かない恐れがあります。気持ちに関する話には、たいてい抽象的で曖昧な表現が使われます。AS者にとってわかりやすい言葉、つまり具体的かつ論理的な表現に置き換えられない限り、感情的な話題は混乱を招くでしょう。おだやかな雰囲気の中、わかりやすい言葉で話せばメッセージは伝わり、理解されるはずです。この問題では定型発達のパートナーが話し方を変えるのがおそらく唯一の解決策になります。

§2　定型発達のパートナーからの質問

質問1　彼は診断を受けに行ったのですが、自閉症の特性があるだけだと言われました。これはどういう意味ですか。

　AS成人の中には「ASではないが、自閉症の特性がある」と言われた人たちがいます。彼らはやはり「どういう意味だろう」とよくわからないまま診察室を後にしています。

　私が断言したいのは、診断結果がどうであれ、それは診断をくだす個人の意見に過ぎないということです。診断基準や診断に必要な情報をどう扱うかもそうです。診断は、担当の専門家がASについてどれほど精通しているかによって左右されます。例えばASよりも自閉症に詳しい人と、実際にASの成人や子どもに対応している人とではASへの気づきに差が出ます。

　専門家が出す質問の内容や尋ね方も診断に影響を与えます。例えば「子どもの頃友だちはいましたか」という問いに、多くのAS者は「はい」と答えます。しかし実状は答えとかけ離れている場合があり、本人が言う「友だち」の定義をよく調べる必要があります。

　AS者は年を重ねるにつれてASの目立つ特性を隠せるようになります。これもまた診断を揺るがす原因になっています。社会性を伸ばす訓練を一

生懸命行った結果、限られた時間であればアイコンタクトや身体言語などのソーシャルスキルをうまく使えるようになったというAS者もいます。長時間となるとかなり難しいのですが、診察時間が3時間を超えることはめったにありません。質問もほとんどが予想できるものです。ASがもたらす弱点をよく知っている人はそれを隠し通せるかもしれません。診断をくだす専門家はその点も考慮に入れるべきです。長い付き合いのあるパートナーがいるなら、診断を受けるときに同伴してもらいましょう。成人後の生活で、AS者本人について一番知っているのはパートナーです。親よりもよく知っている場合が多いです。

　診断には両親の立ち合いが求められるケースもあります。AS者が青少年なら両親の同席が望ましいでしょう。しかしパートナーとの関係が長く続いている成人の場合は違います。親の記憶は回顧的で本人は気づいていなくても偏見が入っているかもしれません。大人になった我が子が「実はASです」と言われるのに抵抗があるでしょう。「問題の原因はASにあったと気づかなかったせいで、子どもにつらい思いをさせてしまった」という罪悪感が生じるかもしれません。そうなったケースを私はいくつも知っています。最終的にASの診断がくだされても、別な理由を挙げて診断を一掃する親もいます。親の出す結論は必ずしも正確ではありません。しかしその影響でASの診断がつかず、「自閉症の傾向がある」としか言われない場合があります。AS者本人にとってこれは破壊的と言えるほどのダメージを与えます。自分が偽者であるかのように感じるでしょう。

　その後セカンドオピニオンを求めてパートナーと別な専門家を訪ね、そこで、はっきり「ASです」と言われた男性がいました。彼は夫として、また父親としての役割に悩んでいました。診断を受けて初めて、問題は自分のせいではなくASによるものだったと確認できました。

　かつて受けた診断名に納得できない場合は、セカンドオピニオンをお勧めします。自己診断はたいてい当たっています。しかし本人以上にASの存在を発見しやすいのは定型発達パートナーです。「彼はASかもしれない」という彼女の仮説が受診によって立証される確率は高いでしょう。

質問2　彼は自分がASだと知っています。今後彼は変わるでしょうか。

　AS者が自分を変える努力をするかどうかには、さまざまな要因がからんでいます。中でも一番大切なポイントは、まず診断を本当に受け入れているか、そして2人の関係の改善のために自分には変えなければならないところがあるという事実を認めているかどうかです。診断の受容は特に大切です。私は自分がASであることをまったく認めない人たちに出会ってきました。否認の主な理由は自己イメージに傷がつくと感じるからです。また、もし診断を受け入れれば「パートナーとの問題には自分にも責任がある」、「自分にはできないことがある」と認めざるをえなくなるため拒否する人もいます。診断を否認するAS者は問題を他者のせいにしがちです。そのためパートナーとの関係も破局を迎えやすくなります。AS者から責められるのはたいていパートナーです。「アスペルガー」という言葉を口に出すのも許されていない女性は少なくありません。

　「今後彼は変わるでしょうか」という質問への答えは「はい」です。いくつかの面は変わる可能性があります。しかしそれにはパートナーも彼のASを認め、弱点を知り、症状をよく理解しなければなりません。そうすれば彼の行動が変わる可能性はもっと高くなります。パートナー自身と彼女のニーズについても、前より正確に理解できるようになるでしょう。

質問3　薬はASの症状の緩和に効果がありますか。

　AS者が不安症やうつになる確率は非AS者よりも高いです。抗うつ剤によって不安やストレスが効果的に緩和されたケースはありますが、薬でASの根本的な症状を変えることはできません。AS者は「もっと社会になじみなさい」、「コミュニケーションや人とのかかわりをもっとうまくできるようになりなさい」というプレッシャーをかけられがちです。それに伴う不安とストレスを考えると、彼らがうつになりやすいのは当然とも言えるでしょう。

　AS者の中には薬の服用を嫌い、効能に非常に懐疑的な人たちもいます。以前にのんだ薬が効かなかったからかもしれません。あるいは家族の意見

に感化されている人もいるでしょう。投薬への嫌悪感は非常に強く、簡単に変えられるものではありません。薬をのまなければならないというプレッシャーから不安とストレスがますます高まることもあります。

質問4　どうしてASは女性よりも男性に多く影響するのですか。

　最近はAS女性からの相談も多くなっています。女性のASの発見は男性よりも難しいです。AS女性は「普通に」見られようとして、より一層の努力を払います。

　21世紀に入る前まで、AS男性の行動は一般的な男性の振る舞いと同じように見られがちでした。ASの兆候が多少現れていても見逃され、周りからは単に「奇妙な人」とか「変わり者」と思われていたでしょう。現在ASが男性に多いように見える理由の1つに、女性の行動の変化があると思います。他者と距離を置いて1人で行動する女性は多くなっています。かつては考えられないことでした。パートナーとの関係でも今の女性は権利を保持し、要求をはっきりと述べます。パートナーに依存せず、彼の行動に疑問を呈しても構わないと考えます。そのため、男性のASに最初に気づくのはたいていパートナーである定型発達女性です。

　ASの情報が広まるにつれ、逆に男性がパートナー女性のASに気づくケースも今後増えてくるはずです。私の調査に参加してくれたAS女性のパートナーは全員が自閉症スペクトラムでした。そして彼女たちは皆、自分でASだと認識していました。もしパートナーが自閉症スペクトラムでなくても、彼女たちは自分のASに気づいたでしょうか。それはわかりません。

　女性はASならではの問題や困難を男性よりもうまく隠せます。またそのために多大な力を注ぎます。確かにASは男性に多くの影響を与えるように見えます。しかしAS男性とAS女性の実際の違いは現在考えられているほど大きくはないはずです。

質問5　夫の行動を友だちに話しても「男の人はそうでしょう」としか言われません。そういうものなのでしょうか。

　カウンセリングに来る女性の多くが友だちに同じことを言われていました。友だちは口を揃えたように「男だもの」と言いますが、その一言はパートナー女性をとても傷つけます。「私は彼に対して厳しすぎるのだろうか」、「精神的に支えてほしいというのは過剰な要求なのだろうか」と彼女は疑問を感じます。彼女の望みは妥当であり、決して高すぎるものではありません。ただし彼がASでなければの話です。

　AS男性と定型発達男性の最大の違いは、選択肢の有無です。定型発達男性には「パートナーを精神的に支える」、「2人の関係に対して責任を果たす」、「パートナーに共感する」という選択肢があります。ところがAS男性にはそれらに必要な能力がもともとないので、選択肢がありません。「できるけれど、しない」ではなく「できないから、しない」のです。ここでも「いくつかの問題はASに原因がある」という認識がプラスにはたらきます。冒頭の質問をした女性は現在、彼は我儘(わがまま)でも意地悪でもないと知っています。「ただの我儘とは違う何かもっと深い問題があるのではないか」という彼女の推測は当たっていました。考えすぎではなかったのです。

質問6　夫はASと診断されていますが、こだわり行動はまったくありません。

　こだわりはASの診断基準に入っていますが、「パートナーには特別なこだわりも、何かに対する強い興味も見られない」と言う人たちは大勢います。この質問を受けたとき、私はしばしばAS男性の暮らしについて詳しく尋ねます。まず彼の仕事について聞きます。すると彼は1日の大半を職場で費やしており、職種はコンピュータ関係や技術系だとわかります。ある男性は電車の運転士で、電車のことなら何でも知っていました。家族は仕事柄当然だと考え、AS特有のこだわりだとは思っていませんでした。しかし彼は昔から電車にこだわりがあり、それで運転士の仕事を選んだのです。ASのこだわり行動や特別な興味は「奇妙だ」、「普通ではない」とよ

く言われますが、すべてがそうではありません。多種多様な職業が見つかる現在、特別な興味がそのまま仕事になるのは珍しくはありません。

　こだわり行動にはテレビ鑑賞や園芸など、ごく普通に見えるものもあります。しかし突然それが制限されたり、禁止されると、AS者のストレスと不安は一段と高まります。こだわり行動にはよくその問題が生じます。

質問7　AS男性は家計の管理が下手だと読んだことがあります。夫は請求書や銀行口座をしっかり管理しています。彼の症状は他のAS男性とは違うのでしょうか。

　いいえ。違いはありません。彼の場合はお金の管理という領域に優れた力があるだけです。AS成人ではいわゆるグレーゾーンがほとんどないことに私は気がつきました。同じくASの診断を受けていても現れる行動は正反対の人たちがいます。まるでASというスケールがあって、AS者はその両極端に二分されるのではないかと思うほどです。例えば容姿を非常に気にして、着る物を慎重に選び、身体の清潔にも配慮する男性がいれば、外見にはまったく無頓着で身体の清潔さえ気にしない人もいます。時間に厳しく、決して遅刻をしない人がいる一方、時間にルーズでいつも予定に遅れている人もいます。この両極性は生活のあらゆる面に当てはまります。金銭管理もその1つです。

　なぜASにこの現象が起きるのかは定かではありませんが、これがASの診断を難しくしているのは確かです。定型発達者同士が互いのASパートナーの行動や習慣について話し合うとき、この現象は一層明らかになります。ASは個人に生まれつき備わった特徴を強調するようです。もともと金銭管理の能力がある人は、ASによってその力が一層強くなり、完璧主義とも言えるほどになっているかもしれません。

質問8 私のパートナーは余暇をほとんどコンピュータの前で過ごします。夜も遅くまでそうしており、私と一緒に過ごしてくれません。私よりもコンピュータのほうが好きなのだと思います。彼をコンピュータから離す方法はありますか。

　コンピュータはASと相性がよいのです。それにインターネットが加わるとコンピュータはAS者にとって安全が保障された探検地帯そのものです。職場でも自室でも居ながらにして情報を入手でき、興味のあることを調べられます。他の人と顔を合わせて話す必要はありません。インターネットでは、自分のこだわりに関する情報が何でも見つかります。またAS者の多くはコミュニケーションの手段としてメールを好みます。

　しかしAS者にはコンピュータの利用自体がこだわりになり、それ以外のことに意欲を失う傾向もあります。コンピュータに向かうと音楽を聴いたりテレビを観るように、他のことをシャットアウトして1点に集中できます。AS者にとってそれは一種のリラックス法なのです。ただしそれが強迫観念的なこだわりになる前に、パートナーは本人と話し合ってコンピュータに向かう時間を調整する必要があります。彼が理解し納得できる方法で交渉してください。「一緒にテレビを観たいから、コンピュータの時間を減らして」などと言っても効果はありません。

　彼は論理的に物事を考えます。「なぜコンピュータのスクリーンはだめで、テレビのスクリーンに向かえと言うのか」と聞いてくるでしょう。「彼女は僕と充実した時間（クオリティタイム）を過ごしたいのだ」と理解できるように伝えなければなりません。クオリティタイムの過ごし方として、一緒に犬の散歩に行く、2人の好きなことをする、子どもを交えて過ごす、子どもの宿題を手伝うなどもよいでしょう。理由が論理的で意味が通るなら、彼は納得して折り合いをつけられるはずです。

質問9 夫がインターネットのアダルトサイトを見ていることに気づきました。問い詰めても彼はなぜ私がそれを知って傷ついたかわかりません。私は2人の間からこの問題を一切排除したいのです。どうしたら彼にそれをわかってもらえるでしょう。

　ASカップルに限らず、近年インターネットのアダルトサイトはカップルにますます問題をもたらしています。インターネットでは家にいても性的な刺激がすぐに入手できます。昔はポルノを観たり女性に接触したいときには雑誌を探したりネオン街に行かなければなりませんでした。しかし現在はクリック1つで性的な満足が得られるのです。

　私が話をしたAS男性の多くは、女性とセックスに対して思春期の男の子のような好奇心を語っていました。セックスの相手はごく限られており、1人だけという男性がほとんどでしたが、中にはパートナーとまったくセックスをしていない男性もいました。彼らは禁欲をつらぬくか、マスターベーションで自己満足を得るかのいずれかを選んでいました。他者と接することなく性的な刺激がどんどん得られるアダルトサイトは彼らにとって理想的な手段でしょう。

　アダルトサイトを見ていることがパートナーに見つかったとき、大方のAS男性は「誰にも迷惑をかけていないし、浮気をしていたわけでもない」と言って自分の行動を完全に正当化します。後悔はみじんも示さないかもしれません。パートナーを傷つけ、怒らせたことにさえ気づかない人もいます。

　彼がそのような態度を示すのは、パートナーの立場に立てないからです。AS者は自分の視点でしか状況を考えません。単なる好奇心でアダルトサイトを見ており、浮気やそれ以上の行動をとるつもりはまったくないなら、彼はパートナーにそれを理解してほしい、怯えないでほしいと思うでしょう。2人の関係が始まった早い段階で、アダルトサイトは見てはいけないとはっきり決めておかないと、彼は「決めていないから見てもいいのだろう」と思うかもしれません。

　ルールと行動の境界線については2人でよく話し合いましょう。定型発

達者は、AS者も暗黙のルールを自動的に守るはずだと思い込んではいけません。もしすでにアダルトサイトがこだわりになっているなら、彼は「アダルトサイトを見続けるなら、彼女との関係は終わるかもしれない」と認識する必要があります。パートナーとの関係とアダルトサイトに費やす時間のどちらが大切か、二者択一を迫られるでしょう。

質問10　彼は責任のある仕事をこなしています。でも子どもの世話に関して私は彼を信頼できません。どうしてでしょう。

　これはASの矛盾としてたくさんの人たちを戸惑わせる問題です。一般的にAS者は自分の専門分野では実に有能で、てきぱきと仕事をこなします。課題が予測可能で実際的かつ論理的なら、とてもうまく対処します。しかし残念ながら子どもは実際的でも論理的でもありません。おまけに予測できない行動をとります。

　ASは脳の知性を司る部位や論理を扱う部位には影響を及ぼしません。これはぜひ覚えておいてください。しかし社会性に関連するセグメント、つまり他者の心を読み取る力や、合図から他者の精神状態を自動的に推察する力を司る部位をASは衰弱させます。子どもの世話には多くのスキルが求められます。そのほとんどは定型発達者がごく自然に身につけているものです。状況が変わっても彼らは何をするべきかすぐに察します。ところがAS者は大人でも、特に予想外の出来事が起きたときには指示や情報が必要になります。

　AS男性が子どもの世話をうまくできないもう1つの理由は注意の散漫です。AS者にとって集中力を妨げたり、気をひくものは大きなダメージをもたらすことがあります。例えばテレビもそうです。ふとつけたテレビに興味深いものが映っていると釘付けになり、子どもの世話を一時的に忘れてしまうかもしれません。その間に小さな子どもがお風呂に取り残されたり、危険物や熱源に近づくなど、惨事が起こる恐れがあります。幸い、大きな問題になるケースは稀ですが、不安が生じることがあれば、パートナーは二度とAS男性を信用しないでしょう。

質問11　夫は子どもを望んでいませんでした。それで彼の子を妊娠して産んだ私を未だに許していないようなのです。娘は20歳になりましたが父親との関係はずっと良くありません。彼は恨みを抱いているのでしょうか

　残念ながら、おそらくそうでしょう。AS男性の中には不当な扱いを受けた、あるいは騙されたと思い込むと冷酷になって復讐に燃える人がいます。相手に対する恨みは生涯続く可能性があります。しかしその多くは脈絡のないまったく理不尽な恨みです。妻にこのような問いをもたらした男性は、子どもがいる幸いを考えたことがありませんでした。彼の焦点は「妻は妊娠によって僕を欺いた」という「自分にとっての事実」にだけ向けられていました。結婚や同棲をしている男女に子どもが生まれるのは珍しいことではありませんが、彼にはそれが理解できないのです。彼は妊娠と出産を裏切り行為としか見なしていませんでした。そして全面的に奥さんのせいにしていました。娘とのかかわりにも恨みが表れていました。娘を見るたびに妻の欺きを思い出すからです。娘は妻の責任だと考えて距離を置き、子育てに参加しないことで彼は奥さんに復讐していたのです。これは非常につらいケースです。彼は家族全体に崩壊をもたらしました。娘さんに与えたダメージは長期に渡るでしょう。

質問12　夫は仕事で会議があると言って息子の卒業式に出席しませんでした。どうしてそんなに自己中心的なのでしょう。

　AS者は自分が何を期待されているのかわからなくなるときがあります。自分の存在が家族にとっていかに重要であるかも理解していないかもしれません。卒業式への出席を拒んだこの男性はおそらく論理的に「母親と祖父母が出席するのだから僕は出なくてもいいだろう」と考えたはずです。あるいは家族で出かけると必ず自分の言動がおかしいと指摘されるのが嫌だったのかもしれません。

　理由はもう1つ考えられます。卒業式などの行事は人が大勢集まる社交の場です。AS者はそのような場が苦手です。ASパートナーが欠席すると

決めたときにはその裏にある理由を確認するのが大切です。自己中心的だとしか思えない場合でも、実はそうではないことがあります。

質問13　夫は私の両親とうまく付き合えません。仲良くしようとさえしません。私は板挟みになっています。
　　　　状況を改善する方法はあるでしょうか。

　AS成人が親族の誰かを毛嫌いし、無礼で敵意があるような振る舞いをするのはよくあることです。この男性には義理の両親と付き合わない、あるいは彼らを好きになれない論理的かつ正当な理由があるのでしょう。義理の両親の話をふと耳にして何か誤解しているのかもしれません。脅されているような気がするのかもしれません。彼らが娘を敵対させるように仕向けているのではないかと考えているのかもしれません。彼なりの理由があるはずですが、自分からは言わないでしょう。そのため原因を特定するのはたいへん困難です。カウンセラーや公平な立場の第三者に助けを求めるべきでしょう。彼が「自分の言い分は軽視されずに理解してもらえる。口論にならない」とわかれば、彼はおそらく原因を自ら言葉にするようになるはずです。問題が一向に解決せず、彼の無礼な態度が続くようであれば、パートナーは彼のいないところで両親に会うか、あるいは彼の振る舞いに目をつぶるか、どちらかを選ばなくてはなりません。

質問14　手伝おうとしただけなのに彼は私に暴言を吐くときがあります。なぜでしょう。

　カップル間の言葉の暴力は双方の自尊心を大きく損ねます。相手から思わぬ攻撃を受けたと感じて言葉の暴力で反撃するAS者の例はいくつもあります。彼らの極端な反応は状況判断に関連しており、ほとんどの場合、AS者はパートナーの発言を誤解しています。例えば、パートナーから「水道の蛇口、まだおかしいでしょう。あなた忙しいから、弟に修理を頼んだわ」と言われると、AS男性は「あなたは怠け者で、気がきかず、私をがっかりさせてばかり。他のどの男性からも劣る人ね」と解釈し、責められた

と思うことがあります。彼はかっとなり、「弟がそんなに素晴らしい人間なら、出て行って弟と暮らせばいいじゃないか」などと言うかもしれません。さらに「きみはいつも僕を攻撃して、何でも自分のやり方に従わせようとする」と責め続けるでしょう。彼の反応は甚だしく筋違いで、冷酷です。パートナーは深く傷つきますが、最終的に彼に謝る羽目になります。これは大げさな例に思えるかもしれませんが、実際によくある話です。

　AS男性は防御的になり、「彼女は僕を攻撃してやり込めようとしている」と何の疑いもなく思い込みます。自分の発言や反応は正当であり、すべて自分を守るためだったと確信しています。しかしパートナーには攻撃するつもりなど一切ありません。彼女にとってはまったく不当な反応です。AS男性は、パートナーの意図が自分の推測とは違うということに気づきません。パートナーの視点で考えられないのです。彼女が弟に修理を頼んだのは彼の負担を減らすためでした。ところがAS男性にはそれがわからないので、感謝の思いも湧きません。これも私がカウンセリングで取り扱っている問題の1つです。話の内容が何であれ根本的な解決は、意図が正確に伝わる話し方を2人で共に学べるかどうかにかかっています。

　一方、AS男性による意図的な言葉の暴力が習慣化しているケースや、パートナーも暴言を浴びせているケースもあります。繰り返しますが、言葉の暴力は破壊的です。互いの自尊心に大きなダメージを与えます。言葉の暴力から良いものは何も生まれません。放っておくと2人の関係は激しく損傷します。子どもにも打撃を与えます。言葉の暴力がパターン化した関係を続けるかどうか、2人共、やがて決断しなければならないでしょう。

質問15　パートナーはASです。つまり私に暴力的になる傾向が強いということでしょうか。

　本書のための調査では40％のAS男性がパートナーに身体的な暴力をふるった経験があると報告しています。全国平均の20％という数値に比べるとこの数は2倍です。ただし40％のうち2件を除き、暴力はすべて最

小限のもので、どのパートナーも深刻だとは思っていませんでした。深刻な暴力とは「殴る、平手打ちをする、蹴る、刺す、傷をつける、投げ飛ばす、凶器となる物を使う」と定義されています。最小限の暴力とは「両手で乱暴に押す、押しのける、自由を制限する」です。調査では30％のAS男性が暴力的な行動を「自己防衛のため」、「反撃するため」と理由づけていましたが、暴力が発生する頻度はかなり低かったです。フラストレーションが高まり自制がきかなくなって暴力が出たケースもありました。

　生活の管理に力を入れているAS男性にとって、自制の維持は必須事項です。暴力行為の多くは相手をコントロールしようとするためではなく、自制を失い身体的に攻撃的になった結果生じています。一方、相手を支配しようとして出る暴力は、ドメスティックバイオレンスとしてかなり再発しやすくなります。

　自分のASを認識し、受容している男性のグループからは最小限の暴力だけが報告されていました。彼らのエピソードは、ASを否認して2人の問題をすべてパートナーのせいにしている男性たちの話とはまったく違いました。ASを否認している男性は自分の行為に対する後悔を示さず、中には「パートナーが暴力を望んでいる」と思っていた人もいました。

　以上の調査内容を元に冒頭の質問を考えると、「自分のASを受け入れている男性がパートナーに深刻な暴力をふるう傾向は定型発達男性に比べて低い」という答えが出ます。しかしまだ診断を受けていない、あるいはASである可能性を否定する男性の場合、暴力の深刻化や再発は一層起こりやすくなります。

質問16　夫は私との性的な接触を一切拒否します。なぜですか。

　この理由には、怒り、性的欲求や性的ニーズの欠如、低い自尊心が関連します。抑圧された怒りはAS成人によく見られます。そしてその怒りの影響が最初に現れるのはたいてい身体的な愛情表現です。この質問者の夫はわざと拒否しているのかもしれません。彼女の何らかの行動に彼が腹を立てており、また彼女はセックスを求めていると知っているならその可能

性は高いでしょう。性的接触に対する拒絶は「僕には2人の関係に不満がある」という彼の無言の訴えなのです。ところがパートナーは自分がどんな悪いことをしたのか見当もつかないので、強いフラストレーションを感じます。

セックスをしないAS者のカップルに共通する原因には、性的欲求の欠如も挙げられます。これはAS男性に性的ニーズやオーガズムへの欲求がないという意味ではありません。むしろパートナーを含む誰とも性的行為をしたくないという理由が考えられます。この理由は非常に複雑です。本書では第13章に詳しく述べていますので参考にしてください。

自尊心の低さも原因の1つです。暗黙の合図を正確に読み取ったときではなく、読み違えたときに限ってパートナーから指摘されるなら、特に彼の自尊心は低下し、セックスを拒むようになるでしょう。AS者のカップルではセックスについてきちんと話し合う必要があります。彼らは女性が何を求めているのか知りません。パートナーがそれを伝えても誤解しがちです。AS男性は批判に非常に敏感です。「また誤解してしまうのではないだろうか」という恐れがあるとセックスをしようとさえしなくなります。この恐れを解消するには多くの時間と忍耐が必要です。

質問17 最近夫の母が亡くなりました。夫はASです。彼の悲しみは長く続かなかったようです。私は義母がいなくてまだとてもさびしく思います。でも夫は母についてまったく口にしません。どうしてでしょう。

AS者の嘆きのプロセスは定型発達者よりも短いようです。これは故人とどれだけ親しかったかには関係ありません。

その理由の1つはAS者の感情への対処法でしょう。彼らは論理的かつ実際的なやり方で感情に対処します。定型発達者が愛する人を失ったとき、最もさびしく思うのは故人との感情的な絆が途絶えたことです。さびしさは実生活にも及びます。例えば、彼女が作ってくれた食事はもう食べられない、買い物を手伝ってもらえないと思うと悲しくなるでしょう。しかし

そのような実用的な面は誰かに補ってもらえます。ただし故人との親しみのこもったおしゃべりや、気持ちの支え合いは他の人が簡単に補えるものではありません。

　この質問者の夫にとって、喪失はもっと実際的な問題、つまり代替が可能な面にかかわっているのでしょう。彼はおそらく故人に感情依存をしていなかったでしょう。感情的な依存がもともとなければ、それに対するさびしさも生じません。とは言え故人に対する愛情や思いやりがないという意味ではありません。ただ、彼の愛は定型発達者の愛とは形が違うのです。また異なるニーズに基づいた愛なのです。

　AS者自身が述べる理由として、嘆きのプロセスの違いがあります。喪失感は定型発達者と同じでも、AS者は悲しみをより内面化する傾向があります。そのため嘆きのプロセスは非常に個人的なものになるようです。

§3　子どもたち、あるいはパートナーの親からの質問

質問1　私の父はASですが、これまで一度もありのままの私を認めてくれません。なぜですか。

　AS者を親にもつ子どもたちの多くが、何か目的を達成したときにしか認めてもらえないと感じています。その結果、自分は親に愛されていない、喜ばれていない、ありのままの自分には価値がないという気持ちが生じています。ASの親にとって、気持ちよりも大事なのは行為です。心の深みを読み取るよりも、行為や言葉を読むほうがはるかに容易なのです。他の人たちを喜ばせるのが好きな優しい子という事実よりも、その子が具体的な何かを成し遂げたという事実のほうがずっとわかりやすいのでしょう。子どもが示す優れた特質に気づいていない親もいます。子どもはやがて「人に優しくしようとか思いやりを示そうという努力はまったく無駄だ」と思うようになり、反抗的になるかもしれません。

そうなったケースを調べてみると、残念ながら、たいがい両親も子どももASについて何も知らなかったことが原因でした。そのため親子で互いに無理なことを期待していたのです。子どもは無条件の愛と積極的な支援を求めます。これは当然です。しかしASの親は、無条件の愛などなくても子どもはやっていけると期待します。この問題には簡単な解決法はありません。ASの親は子どもに、「心を満たしてあげていないことに気づかないときは多いけれど、お父さん（お母さん）は親として一生懸命がんばっているんだよ」と伝えるのがせいぜいでしょう。

質問2　父は僕の友だちを全員嫌っているようです。でもみんなすごくいい人です。どうして父は僕の友だちを嫌うのですか。

　「ASの親のせいで子どもが友だちを家に連れて来るのがいかに難しくなるか」についてはたくさんの報告が寄せられています。特に思春期の子どもたちはASの親を「とげとげしい」、「奇妙」、「静か」、「無礼」、「攻撃的」と評しており、「友だちをまったく無視するときもある」と言っています。父親のASを家族の誰も知らないなら、あるいは父親のことを友だちに知られたくないと思っているなら、子どもが父親の行動について友だちに説明するのはとても難しいでしょう。友だちはもうその子の家には行きたくなくなるかもしれません。

　思春期の子どもにとってASの親のいる家庭は悪夢と化す恐れがあります。家族でルールと境界線をきちんと決めておく必要があります。もしASの親自身がASを受容しているなら、一緒にルールを決められるでしょう。例えば、ASの親が一言も話しかけずにただ子どもの友だちをじろじろ見つめるなら、家族が「そういう態度は失礼だから、簡単に『こんにちは』と挨拶してね」と説明するとよいでしょう。AS者は雑談が苦手です。何を言ったらいいのかまったくわからなくなるときもあります。家はたいていAS者にとって安心できる場です。知らない子どもがぞろぞろと入って来れば、脅威を感じるでしょう。彼の目には十代の子どもたちこそ奇妙に映るかもしれません。若者の服装、髪型、言葉遣いは理解し難いでしょう。

問題はその不快感をあからさまにしてしまうことです。AS者は気持ちや考えを隠すのが大の苦手です。他者の恥ずかしいという気持ちにも気づかないので、自分がどれほど無礼で、我が子に恥をかかせているかがわかりません。

　これもまた対処が難しい問題です。一番困るのは、せっかく来てくれた友だちに楽しい思いをさせてあげられないと感じる子ども自身です。解決法としては、ASの親が仕事に出かけているときに友だちに来てもらう、あるいは親がASであると伝え、無礼な態度はわざとではないと説明するしかないでしょう。

質問3　ASの母親はどうして感情の起伏が激しいのですか。

　母親には実に多くの期待がかけられます。「母親は家族の心を読み、要求を察して当たり前」という考えもその1つです。これはASの親にとってとてつもなく重いプレッシャーになります。その難しさは誰にもわかってもらえず、支援もないでしょう。それでも彼女は家族のニーズを全部満たしてあげようと一生懸命がんばっているはずです。一見ストレスがなく、何でもうまく管理しているように見えるかもしれません。しかしこの重荷は彼女を徐々に押しつぶし、やがて彼女は弾けてしまいます。ごく些細な、どうでもよいようなことがきっかけで彼女は自制を失い、突然激怒したり大泣きを始めます。

　母親のASを家族が認識できれば、全員で対応できるでしょう。子どもがある程度の年齢に達していれば、母親に何もかも期待するのではなく、自分にできることは自分でしようと思えるでしょう。家族全員がこれに賛成するなら、母親の激しい気分の変動はなくなるかもしれません。母親のプレッシャーを減らすことが大切です。家族が団結し、ASの症状と共にそれが家庭生活に及ぼす影響を理解できるなら、時間はかかるかもしれませんが大きな改善が見込まれます。母親が求める支援はすべて受けられるようにするのが肝心です。

質問4　義理の息子がASと診断されています。孫も全員ASになるのでしょうか。

　いいえ、そうとは限りません。しかしお孫さんがASである確率が高いのは確かです。ASの原因となる遺伝子が発見されていますが、それがどのように作用するかは完全に解明されてはいません。両親の一方がASの場合、子どもが自閉症スペクトラムになる割合は3人に1人だと言われています。しかし子ども全員が自閉症である夫婦もいれば、どの子にもASの影響がまったく見られないケースもあるはずです。研究が進み、やがてこの問いに詳しい答えが見つかるようにと願っています。現段階で最も大切なのは、生まれてくる子どもたちの1人に、あるいは複数にASの影響が及ぶかもしれないと夫婦で認識しておくことです。そうすればかなり早期に症状を見つけやすくなり、子どもは多くの支援を受けられます。早期介入はその後の成長を大きく左右します。ASは知性を損ないません。ASの子どもたちには社会参加に必要なことを学ぶ力があります。曖昧な社会的なルールもある程度学習が可能です。

質問5　つい最近、娘から婚約者がASと診断されていると聞きました。私たちにはこの障害がどういうものなのかまだわかりません。娘のことを心配すべきでしょうか。

　婚約者がASだから娘さんの心配をしなければならないということはありません。ただし家族にAS者がいるときには、家族全員がASについて学び、症状を理解する必要があります。

　ASは非常に複雑な障害です。主に影響を受ける領域は、コミュニケーション、社会的相互作用、想像力です。またAS者の興味は限定的かつ反復的です。ASは精神病ではありません。感染もしません。ASは発達障害です。上記の3つの領域に困難をもたらしますが、知性や外見には影響を与えません。AS者の中には、良い人もいれば悪い人もいます。その中間に位置する人たちは大勢います。つまりASだから優しくなるとかずるくなるわけではないのです。受動的か攻撃的か、利己的か利他的かもASによって

決まるのではありません。しかしASはコミュニケーションの問題を引き起こすので、誤解を招く恐れがあります。AS者は他者の気持ちを読み取れません。それだけでも家族を混乱させるかもしれません。ASは個人の性格を強調させます。独自の方法や習慣は一層固定化され、極端なものに見えるでしょう。

　カップルを最も左右するのはAS者の基本的な性格です。本人がASを自覚し、症状とそれに伴う困難を受け入れることは、彼を愛する人たちのASに対する認識と受容と同じくらい重要です。愛する人がASだと知ったときには、とにかく関連書籍を読み、この複雑な障害についてできるだけたくさん学んでください。それが私からのアドバイスです。

参考文献

Aston, M.C. (2000) *The Other Half of Asperger Syndrome*. London: National Autistic Society.

Aston, M.C. and Forrester, R. (2002) 'Living with Asperger's.' *Community Care: Issue 1430* (11-17 July).

Attwood, T. (1998) *Asperger's Syndrome: A Guide for Parents and Professionals*. London: Jessica Kingsley Publishers.
（邦訳『ガイドブック アスペルガー症候群：親と専門家のために』トニー・アトウッド著、冨田真紀／内山登紀夫／鈴木正子訳、東京書籍、1999）

Brown, G.W. (1993) 'The role of life events in the aetiology of depressive and anxiety disorders.' In S.D. Stanford and P. Salmon (eds). *Stress: From Synapse to Syndrome*. London: Academic Press, 3-50. In J. Herbert (1997). Fortnightly review: Stress, the Brain and Mental Illness. BMJ 315, 530-5.

Carter, R. (1998) *Mapping the Mind*. London: Weidenfeld & Nicolson.
（邦訳『ビジュアル版 新・脳と心の地形図』リタ・カーター著、養老孟司監修、藤井留美訳、原書房、2012）

Gray, J. (1992) *Men are from Mars, Women are from Venus*. New York: HarperCollins Publishers.
（邦訳『ベスト・パートナーになるために──男は火星から、女は金星からやってきた』ジョン・グレイ著、大島渚訳、三笠書房 知的生きかた文庫、2001）

Henderson, L. and Hackett, N. (2002) 'Asperger's syndrome in child contact cases.' *Family Law*. (February)

Hester, M., Pearson, C. and Harwin, C. (2000) *Making an Impact: Children and Domestic Violence*. London: Jessica Kingsley Publishers.

Pease, A. and B. (1999) *Why Men Don't Listen & Women Can't Read Maps*. Australia: Pease Training International.
（邦訳『話を聞かない男、地図が読めない女』アラン・ピーズ／バーバラ・ピーズ著、藤井留美訳、主婦の友社、2002）

Slater-Walker, C. and G. (2002) *An Asperger Marriage*. London: Jessica Kingsley Publishers.

索 引

人名

G・W・ブラウン　G.W. Brown	163
アラン・ピーズとバーバラ・ピーズ　Allan and Barbara Pease	65, 243
カレン・ロドマン　Karen Rodman	4, 166
ギーセラ・スレイター=ウォーカー　Gisela Slater-Walker	4, 9, 170
クリス・スレイター=ウォーカー　Chris Slater-Walker	4, 9, 170, 171
ジョン・グレイ　John Gray	216, 243
トニー・アトウッド　Tony Attwood	4, 177, 194, 243
ニコル・ハケット　Nicole Hackett	167
ヘスター、ピアソン、ハーウィン　Hester, Pearson and Harwin	164
リタ・カーター　Rita Carter	44, 46, 243
リン・ヘンダーソン　Lynn Henderson	167

事項

【英字】

ASPIRES	171
FAAAS	165
PMT（月経前緊張症）	221, 222

【あ】

アイコンタクト	72, 85, 133, 170, 171, 203, 225
アイデンティティ	139, 161, 166, 169, 173, 194
暗示	191
安心感	23, 24, 38, 129, 204
暗黙のルール	86, 232
いじめ	18, 33, 104, 177, 178, 214
異性服装倒錯	140
インターネット	194, 230, 231
インポテンツ	120, 121, 124, 125, 128
うつ	6, 33, 51, 86, 104, 144, 174, 177-181, 184, 185, 189, 195, 199, 208, 226
浮気	27, 30-32, 124, 126, 129-132, 134-140, 143, 163, 216, 217, 231
演劇	22, 25
延滞模倣	194
オーガズム	118, 121, 122, 125, 127, 140, 237
大声	51, 85, 95, 97, 106, 113, 144, 146, 147, 178, 197
思いやり	18, 24, 29, 36-38, 48, 67, 75, 104, 117, 151, 153, 161, 166, 169, 179, 181, 205, 238
音楽	21-23, 25, 197, 230

【か】

買い物のルーティン	95
カウンセラー	8, 175, 186-192, 234
科学	130, 210
鍵の確認	95
家族療法	6, 7
髪（の毛）	16, 17, 19, 20, 79, 88, 164
身体の健康	163
感覚過敏	125, 126
感覚認知	17
感覚のオーバーロード	29, 66
観劇	22, 23
かんしゃく	29, 95, 191
感受性	21
感情移入	82, 161
気づき（ASの）	6, 68, 160, 162, 164, 167, 168, 175, 184, 207, 208, 212, 217, 224
決まり、決まり事	30, 92, 93, 95, 96, 99, 100, 127, 154
気持ちが聞こえない	50, 55
虐待	101, 108, 142, 144, 145, 147, 151-153, 164, 166, 172, 197, 199, 214
客観性	211, 212
境界線	132, 135, 231, 239
共感	38, 41, 50, 66, 67, 78, 104, 114, 180, 190, 202, 203, 216, 218, 219, 228
クオリティタイム	206, 230
継子	101, 110
月経前緊張症（PMT）	221, 222
結婚	12, 18, 19, 33, 37,

244

	88, 94, 110, 111, 117, 122, 131, 134, 136, 139, 140, 142, 154, 173, 233
結婚生活	8, 9, 103, 117, 127, 135, 137, 154, 158, 172, 173, 175, 187, 207
言語コミュニケーション	56, 61, 73
言語療法	75
抗うつ剤	179, 184, 226
合同カウンセリング	6
声のトーン	62, 72, 75, 85, 203
誤解	8, 16, 19, 29, 36, 37, 45, 56, 62, 68-70, 75, 78, 79, 82, 86, 103, 118-120, 125, 132-134, 145, 149, 164, 179, 180, 187, 191, 220, 222, 234, 237, 242
心の理論	28, 29, 44, 46
子育て	100, 102, 105, 110, 114, 233
こだわり	92-94, 97-100, 144, 163, 179, 185, 228-230, 232
孤独	84, 115, 152, 170, 172, 178, 182, 184, 198, 216
言葉の選択	68
言葉の暴力	144, 146, 147, 149, 156, 160, 162, 164, 165, 168, 196, 199, 214, 234, 235
個別カウンセリング	6, 190
コミュニケーション	8, 9, 12, 13, 15, 35, 48, 52, 56-58, 60-62, 66, 68-78, 80, 85, 90, 91, 103, 108, 117, 118, 120, 126, 127, 145, 146, 158, 159, 161, 163, 165, 170, 174, 187, 188, 206, 207, 210, 220, 222, 223, 226, 230, 241, 242
コミュニケーションスキル	15, 158
コントロール力	52, 55, 197
コンピュータ	57, 148, 228, 230

【さ】

雑談	85, 86, 206, 239
ジェスチャー	72
支援	4, 6, 8, 13, 27, 86, 114, 151, 159-161, 166, 171, 184, 192, 207, 208, 214, 216, 239-241
字義通りの解釈	69, 132
自己開示	47
自己価値	33, 36, 76, 115, 118, 153, 173, 203
自己診断	13, 225
自己評価	34, 36
思春期	6, 15, 31, 86, 98, 119, 177, 231, 239
自信	49, 57, 85, 117, 118, 148, 159, 173, 174, 203
自制	159, 196, 200, 211, 236, 240

視線	85, 87, 94, 133, 205
自尊心	33, 40, 49, 56, 76, 107, 159, 173, 179, 184, 186, 203, 234-237
芝刈り	35
自分探し	194-196, 200
自閉症	12, 13, 15, 29, 57, 105, 120, 174, 224, 225, 241
自閉症スペクトラム	8, 49, 78, 90, 158, 182, 184, 227, 241
社会性	6, 15, 90, 177, 216, 224, 232
社会的相互作用	8, 12, 15, 78, 82, 90, 127, 161, 210, 241
社交	15, 76-81, 83-87, 89-91, 210, 211, 233
宗教	22, 23, 116, 194
集団カウンセリング	6
集中力	196, 203, 209, 210, 212, 215, 232
出産	105, 233
主導権	68, 79, 97, 104, 147, 148, 151, 152
受容	16, 161, 163, 164, 168, 178, 204, 226, 236, 239, 242
障害の3つ組	8
ジョーク	23, 83, 179
女装	140-143
自律	39, 40, 204, 206, 208
自立	8, 39, 40
シングルフォーカス	209, 210, 212
信仰	22, 23, 25
身体言語	16, 72, 119, 133, 205, 225
診断基準	41, 161, 224, 228
信念	21-23, 25
信頼	23, 24, 26-32, 47, 51, 67, 122, 136, 162, 163, 195, 232
心理療法士	175, 188, 189
ストーカー	133, 154, 157
ストレス	21, 22, 28, 29, 37, 42, 86, 93, 95, 96, 101, 102, 107, 111, 123, 138, 140, 144, 147, 156, 158, 163, 165, 176-181, 183, 185, 189, 196, 198, 205, 218, 219, 226, 227, 229, 240
スポーツ	22, 25, 88, 130
性教育	119
性行為	117, 119, 127, 128, 138, 139, 143, 183, 185
精神病	11, 189, 241
セカンドオピニオン	225
セクシャルハラスメント	133
セクシュアリティ	138, 143
セックス	31, 37, 44, 49, 105, 116-132, 135, 137, 138, 142, 162, 163, 182, 183, 187, 220, 221, 231, 236, 237

選択的聴力	64
全米自閉症協会	171
早期の介入	27, 34, 90, 241
想像力	8, 12, 35, 90, 92, 105, 161, 218, 241
早漏	120-122, 128, 163
ソーシャルスキル	12, 89, 93, 130, 203, 213, 225

【た】

他者の視点	64
短期記憶	65
長期記憶	64-66, 71
直感	24, 44-46, 75, 156
遅漏	120-122, 124, 128, 163
沈黙	83, 86, 147, 149, 152
ディスレクシア	204
貞節	27, 30-32, 135
テーブルマナー	98, 107
テンダー・ラビング・ケア	105
洞察	44-46, 59, 78, 104, 199, 201, 208, 213
同性愛	138-140, 142, 187
特別な興味	21, 39, 127, 130, 228, 229
ドメスティックバイオレンス	142, 152, 156, 160, 164, 165, 168, 193, 236
トラウマ	123, 179

【な】

嘆きのプロセス	237, 238
匂い	17, 20, 125
妊娠	102, 103, 123, 124, 233
ネコ	22, 25
脳	44-46, 59, 64, 65, 97, 192, 217, 232
ノンセクシャル	120

【は】

バイセクシャル	139
発達障害	6, 7, 11, 95, 192, 213, 241
パニック	27, 64, 108, 163
引きこもり	37, 51, 59, 85, 89, 102, 120, 178, 179, 206, 223
非言語コミュニケーション	72-76
非言語の合図	70, 72-74, 76, 84, 128, 181
非言語のサイン	27, 118, 137
人付き合い	63, 78-80, 83, 89-91, 165
非難	18, 47, 64, 66, 71, 81, 94, 102, 131, 134, 146-148, 156, 178, 214, 222
皮肉	27, 72, 80, 81, 86, 191, 213
否認	156, 160, 161, 163, 165, 166, 168, 174, 215, 217, 226, 236
批判	36, 44, 47, 48, 55, 59, 60, 62, 70, 71, 80, 99, 102, 108, 112, 146, 147, 159-161, 163, 166, 171, 183, 186, 202, 221, 222, 237
表情	16, 42, 57, 72, 75, 76, 79, 81, 83-85, 171, 203, 205
不安	7, 21, 22, 28, 82, 85, 86, 93, 96, 97, 101-104, 108, 111, 115, 117, 121, 122, 144, 147, 150, 152, 153, 165, 178, 183, 188, 189, 199, 205, 220, 221, 226, 227, 229, 232
不信	47, 54, 74, 88, 102, 123
フラストレーション	21, 29, 51, 56, 120, 152, 156, 165, 178, 179, 181, 196, 200, 236, 237
不倫	134, 135
プレッシャー	29, 31, 93, 96, 101, 106, 107, 119, 124, 128, 138, 140, 151, 156, 157, 170, 183, 188, 189, 192, 196, 197, 199, 200, 210, 226, 227, 240
文脈	36, 72, 222
暴言	144, 146, 147, 149, 159, 165, 234, 235
暴力	135, 144-147, 149-153, 155-157, 159, 160, 162, 164-166, 168, 178, 193, 196, 199, 214, 234-236
勃起不全	120, 124

【ま】

マスターベーション	122, 124-128, 139, 140, 142, 231
真似	57, 87, 119, 194
ミックス婚	9
目	16, 19, 20
メール	230
面接	76, 203, 213

【や】

ユーモア	23, 25, 77, 83, 91
予言の自己成就	35

【ら】

離婚	110, 154, 157, 160, 167, 174, 182, 207
両義語	191
ルーティン	92, 93, 95, 97, 99, 100, 115, 125, 179, 185
ルール	22, 80, 81, 86, 112, 119, 132, 135, 140, 153, 231, 232, 239, 241
『レインマン』	120
歴史	22
論理的思考	45, 86

著者・監修者・監訳者・訳者 紹介

マクシーン・アストン　Maxine Aston
英国コヴェントリー在住の自閉症スペクトラム（特にアスペルガー症候群）専門の認定カウンセラー・トレーナー・指導者。これまで2000人におよぶクライエントの相談に対応、自閉症スペクトラムのアセスメントも提供し、セラピストや専門家向けのワークショップも運営。英国内外の学会・集会での講演者としても広く活動している。著書：『アスペルガーの男性が女性について知っておくべきこと』テーラー幸恵訳　2013年、The Asperger Couple's Workbook 他。

宮尾 益知　みやお ますとも
東京生まれ。どんぐり発達クリニック院長、ギフテッド研究所理事長。徳島大学医学部、東京大学小児科、ハーバード大学神経科研究員、自治医科大学小児科助教授、国立成育医療センターこころの診療部医長を経て2014年より現職。専門は小児精神神経学、臨床心理学、神経生理学、特に発達障害の分野では第一人者。主な著書：『アスペルガー症候群 治療の現場から』出版館ブック・クラブ 2009、『わかってほしい！大人のアスペルガー症候群』日東書院 2010、『旦那さんはアスペルガーⅠ、Ⅱ、Ⅲ、Ⅳ』コスミック出版 2011～2014、『発達障害の親子ケア：親子どちらも発達障害だと思ったときに読む本』、『女性のアスペルガー症候群』講談社 2015。

テーラー 幸恵　Yukie Taylor
北海道生まれ。フリーライターを経て現在は翻訳に携わる。主な訳書：『レット症候群ハンドブック』（監共訳）日本レット症候群協会出版、『自閉症へのABA入門』、同書新訂版『自閉症スペクトラムへのABA入門』『アスペルガー症候群への支援：小学校編』『アスペルガー症候群への支援：思春期編』『眼を見なさい！：アスペルガーとともに生きる』『自閉症スペクトラムの少女が大人になるまで』『アスペルガーの男性が女性について知っておきたいこと』など 東京書籍、他。

滝口 のぞみ　たきぐち のぞみ
青山学院大学卒業。白百合女子大学大学院文学研究科発達心理学専攻博士課程単位取得満期退学。どんぐり発達クリニック勤務。青山学院大学非常勤講師、私立学校スクールカウンセラー。心理学博士、臨床心理士、特別支援教育士。現在、ASDのパートナーとの関係の研究と臨床をテーマとしている。

羽田 紘子　はねだ ひろこ
聖マリアンナ医科大学医学部卒業。東京慈恵会医科大学小児科、都立梅ヶ丘病院（現都立小児総合医療センター）児童精神科、成育医療研究センターこころの診療部を経て、カピバラあかちゃんこどもクリニック勤務。日本小児科学会専門医、日本小児精神学会認定医、精神保健指定医。

根本 彩紀子　ねもと さきこ
上智大学総合人間科学部心理学科卒業。東京学芸大学大学院教育学研究科学校心理専攻臨床心理コース修了。どんぐり発達クリニック勤務。臨床心理士。

イラスト　エーディーウェーブ株式会社　鈴木亜希子（カバー、扉、章見出し囲み罫）
編集協力　山本 幸男 / 編集　大山 茂樹 / 装幀　東京書籍AD 麻生 隆一

アスペルガーと愛
ASのパートナーと幸せに生きていくために

2015年5月15日　初版 第1刷発行

著者　マクシーン・アストン
監修者　宮尾 益知
監訳者　テーラー 幸恵
翻訳者　滝口 のぞみ・羽田 紘子・根本 彩紀子

発行者　川畑慈範
発行所　東京書籍株式会社
東京都北区堀船 2-17-1　〒114-8524
営業 03-5390-7531／編集 03-5390-7513
印刷・製本所　シナノ パブリッシング プレス

禁無断転載　乱丁・落丁の場合はお取り替えいたします。
東京書籍　書籍情報　http://www.tokyo-shoseki.co.jp
e-mail: shuppan-j-h@tokyo-shoseki.co.jp

ISBN 978-4-487-80876-2　C0037
Japanese text copyright © 2015 by Yukie Taylor, Nozomi Takiguchi,
Hiroko Haneda and Sakiko Nemoto
All rights reserved.　Printed in Japan